はじめに

「雨の日、体調悪い……」これって私だけ？　何かの病気？

この本は、「**雨が降ると急に体調が悪くなる人＝雨《あめ》ダルさん**」に、少しでもらくになる方法を知ってもらいたくて書きました。

誰だって雨は嫌いです。気分もどんよりします。でも、雨ダルさんの場合は、どんよりレベルを超えて、だいぶ深刻です。

雨雲が近づいてくると、雨ダルさんの体には異変が現れはじめます。体がダルくなって元気がなくなり、頭が痛くなる人もいれば、めまいや耳鳴りがする人もいます。台風や梅雨の時期には頭痛や倦怠《けんたい》感で寝込んでしまったり、うつ状態になってしまったり……。

天気がくずれるたびに謎《なぞ》の不調に見舞われる、それが雨ダルさんです。

「こんなことが起こるの、私だけ？」

まじめな雨ダルさんはこれらを「心の弱さ」だと思い込み、自分を責めてしまいがちです。そもそも「痛み」や「ダルさ」は、その人にしかわからないもの。周囲に理解されず、ひとり耐えつづけている雨ダルさんが、この世の中にはたくさんいます。

そんな雨ダルさんの存在に、私が気づきはじめたのはいつごろだったでしょうか。自律神経*と痛みの関係性について研究を続けながら、原因不明の慢性痛を訴える患者さんを診《み》るうちに、「天気」とある種の「痛み」に深い関係があるのでは？と、疑いを持つようになったのです。その後、研究や実験を続けていくと、**雨の日に起こる頭痛やめまいの原因の一つに「気圧変化」が関係している**ことがわかりました。

私は気圧変化で起きるこの不調を「天気痛」と名づけ、天気痛に悩む人たちをこの本の中では、親しみを込めて「雨ダルさん」と呼ぶことにします。

雨ダルさんは心の弱い人でも怠け者でもありません。後でくわしく説明しますが、気圧変化がもたらす症状は自律神経に作用して現れるもので、決して原因不明の病気ではなく、誰の身にも起こりうる、とてもありふれた現象なのです。

＊意志とは無関係に血管や内臓の働きを支配している神経のこと。

雨ダルさんに起こりやすい症状は頭痛・めまい・耳鳴り

雨ダルさんの症状は多岐にわたっています。「肩が異常にこる」「むしょうに眠くなる」「気分が憂《ゆう》うつになる」というのも、天気痛の症状の一種。特に雨ダルさんを悩ませているのが、頭痛・めまい・耳鳴りの3大症状です。

中でも頭痛の悩みが最も多く、典型的な症状です。曇ってくると生あくびが止まらなくなり、徐々に頭が痛くなってくる……。そんな経験があるあなたは、立派な雨ダルさん。

ただし、病状が出るタイミングは人それぞれ。雨が降る直前で痛みが出る人もいれば、天気がくずれる数日前から不調を感じる人もいるため、**自分が雨ダルさんだと気づいていない「隠れ雨ダルさん」もたくさんいます。**

めまいや耳鳴りもつきもので、頭痛の予兆として起こることもあります。乗り物酔いのようなめまい、体の浮遊感、耳の違和感は、「気のせいかな?」と見過ごしがちですが、れっきとした雨ダルさんの症状。ほうっておくと、どんどん悪化する可能性もあり危険です。

まずは、自分が雨ダルさんであることに気づいてあげることから始めましょう。

天気は変えられないけどあなたの体は変えられます

頭痛やめまいといった体の不調の原因が天気ならば、どう対処すればいいのでしょうか？　どんなに科学が発達した今でも、天気をコントロールすることは不可能ですし、天気の影響を受けない場所など、どこにも存在しないのです。

では、いったいどうすれば……。少し視点を変えてみると、その答えがわかります。

そう、**雨ダルさん、あなた自身の体を変えていけばいいのです。**

簡単にいうと、天気痛は気圧の変化などによる自律神経の乱れから引き起こされます。裏を返せば、自律神経が乱れなければ症状は出ません。少なくとも、自律神経が乱れにくい体になれば、雨ダル症状が起こるのをいくらか減らせるはずです。

それに、**「気圧変化が原因」とわかっただけでも、なんだかホッと安心しませんか？**「痛み」や「ダルさ」などは、その原因がわかるだけで心の負担が軽くなるものです。

もう我慢しなくて大丈夫！ 対策がたくさんわかりました

雨ダルさんたちは長い間、謎の不調に悩まされてきました。けれども、「気圧変化による自律神経の乱れ」という原因が判明した今、雨ダルさんを卒業する日もそう遠くはないでしょう。天気痛は一気には解消できませんが、少しずつ頭痛や耳鳴りなどの症状を減らしていける簡単な予防策があります。

本書ではいろいろな予防策を紹介しているので、実際に試してみて、**自分に合った対策を見つけてください。**

予防策をマスターして、症状をコントロールできると、前向きに物事に取り組めるようになります。

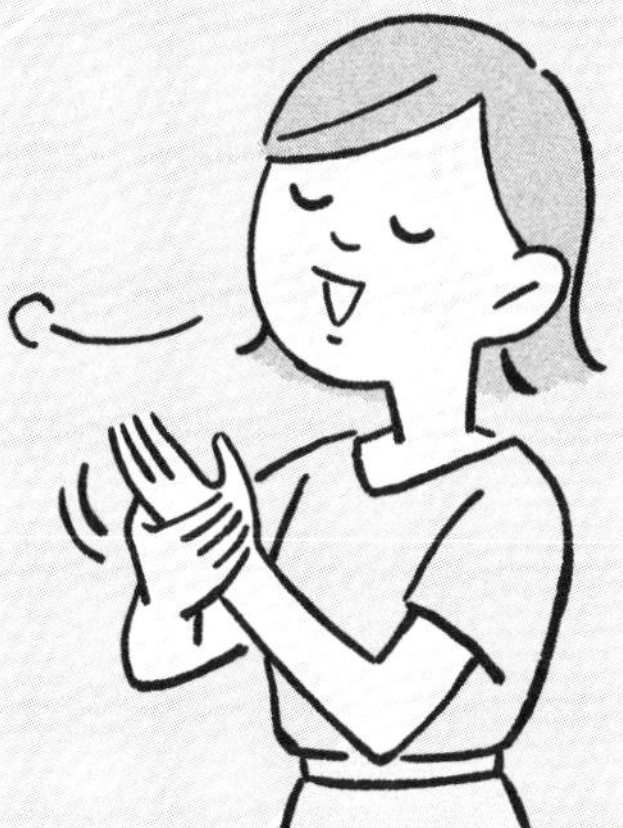

ただし、予防策だけでは十分ではありません。自律神経が乱れないようにする「体づくり」も欠かせないので、ふだんから適度な運動をするように心がけましょう。

そうはいっても運動が苦手だったり、忙しくて時間が取れなかったりする雨ダルさんも多いかもしれませんが、本書では簡単で効率的に自律神経の乱れを整えられる方法を紹介します。自律神経が整えば、多くの雨ダルさんが薬頼みの生活から解放されることでしょう。

また、生活習慣の改善も大切です。忙しいからと朝ごはんを抜いていませんか？　寝る前にスマートフォンをいじったりしていませんか？　バランスの取れた食生活、良質な睡眠、この二つも自律神経を正常に働かせるための重要な要素です。

このように見ていくと、**天気痛は自分の体を見つめ直すよい「きっかけ」にもなります。**

近年は地球温暖化が進み、世界中で異常気象が多発しています。今日はまだ雨ダルさんじゃなくても、明日は雨ダルさんになるかもしれない、そんな時代です。ならば、しっかりと天気痛を理解し、対策を知っておくこと。それが将来、雨ダルさんだけではなく、多くの人の役に立つと私は信じています。「雨ダルさん」は、決して他人事ではないのです。

雨ダルさんが世の中にもっと理解されますように

「雨が降ると古傷が痛む」「季節の変わりめに体調をくずす」などといったことは、昔から知られていることですが、「気のせい」とか「心の問題」と片づけられてきました。その状況は、今もそんなに変わりはありません。

具合が悪そうだったのに、天気が回復したとたんに元気になって、仮病だと疑われてしまう雨ダルさん。検査をしても痛みの原因がわからず、病院を転々としたあげくに「うつ病」と診断されてしまう雨ダルさん。

これらの多くは、**自分を含め、まわりの人たちの天気痛への無理解から起こる悲劇です。**

だから、雨ダルさんのことを多くの人に知ってほしい。天気の変化＝気圧の変化は、人の体に大きな影響を及ぼすことを、ひとりでも多くの人に理解してもらいたいのです。

そして願わくは、雨ダルさんが気がねなく休暇を取ることのできる社会になれば……。

そんな世の中になることを夢見て「雨ダルさんの本」、本編を始めてまいりましょう。

頭が痛い…ぐるぐるめまい…キーンと耳鳴り…など
つらい雨ダル症状を防ぐ！

雨ダルさん 卒業をめざす
『セルフ対策』はこんなに簡単！

雨《あめ》ダルさんの多くはいつも薬頼み。でも、少しの工夫で症状をらくにできます。雨ダルさん卒業をめざし、本書の「セルフ対策」を日常に取り入れましょう。

急な痛みに［耳温熱］を

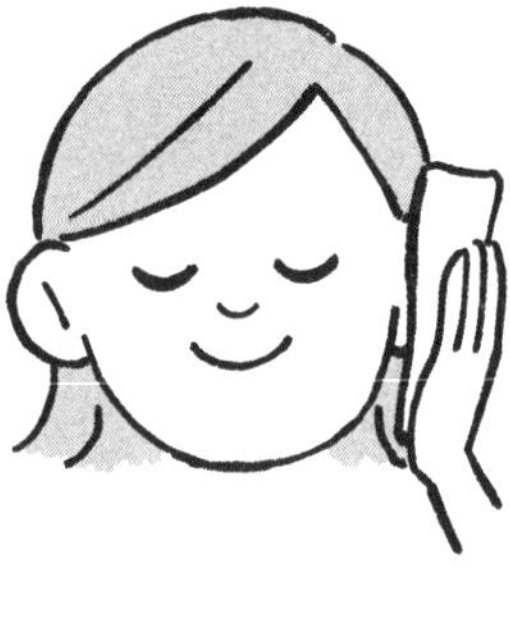

ホットタオルなどで耳を温める方法。「急な雨！しかも対策を何もしていない……」そんなときに覚えておくと便利な緊急対処法です。頭痛で寝込んでもお布団の上で寝ながらできる手軽なセルフケア（80〜81ジを参照）。

くるくる耳マッサージ

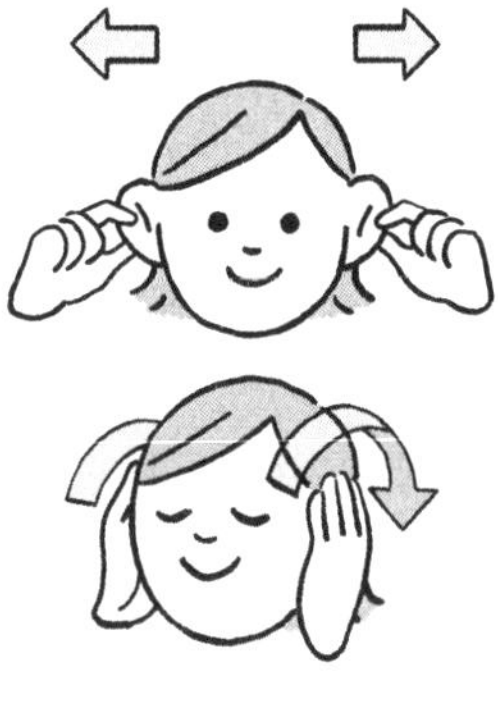

耳を引っぱったり回したりするだけの超簡単な耳マッサージ。内耳の血流をアップして、最も多い雨ダル症状「頭痛・めまい・耳鳴り」を予防しましょう。マッサージを行うタイミングとくるくる回すやり方に秘訣アリ（76〜79ジを参照）。

［手首のツボ］米粒刺激

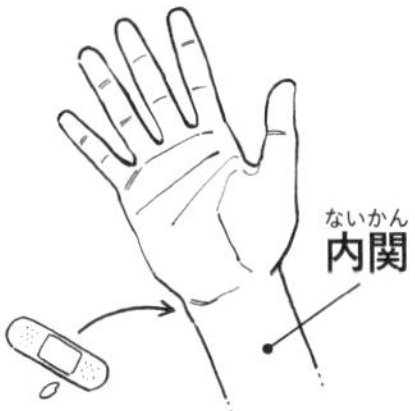

手首の内側にある「内関」というツボは平衡感覚を正す効果があるとされ、めまいや吐きけで悩む人におすすめ。米粒をばんそうこうで留めれば、いつでもセルフケアが可能(86～87㌻を参照)。

耳後ろのツボ刺激

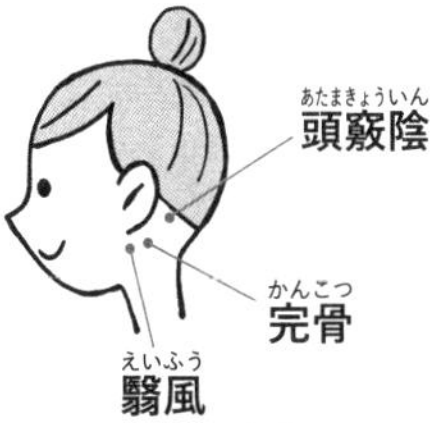

雨ダルさんは、気圧変化による自律神経の乱れが重大原因。耳の後ろには、自律神経を正すのに役立つツボがあるので、ぜひ今日から刺激を。体が元気になります(84～85㌻を参照)。

雨ダルさんタオル体操

雨ダルさんには頭痛に加えて、首・肩のこりを訴える人がおおぜいいます。防ぐには、ふだんから首・肩の血行をよくして気圧変化の影響を受けないようにしましょう。私が考案した雨ダルさんタオル体操なら、首肩の血流アップが簡単にできるのでおすすめです。日課にすることで、雨ダル症状が軽減する人もおおぜいいます(96～101㌻を参照)。

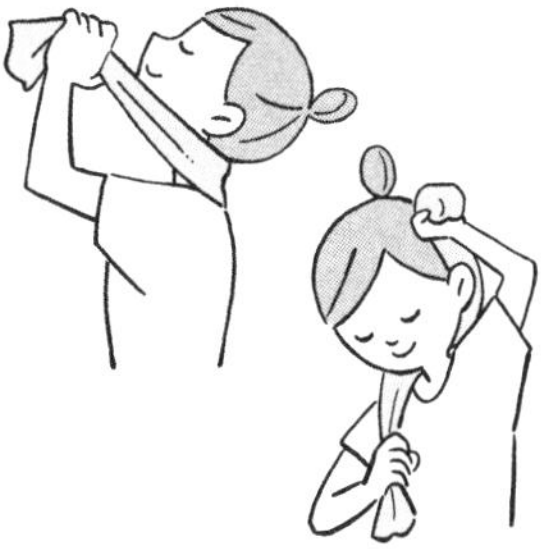

そのほかにも、「症状別ツボ刺激」「よく効く薬の選び方・飲み方」から、雨ダルさんに多い飛行機・新幹線での頭痛・耳鳴りなど「乗り物ダル症状の対策」、高層ビルでの「高所ダル対策」も全網羅。

今すぐできるものから、試してみてください

目次

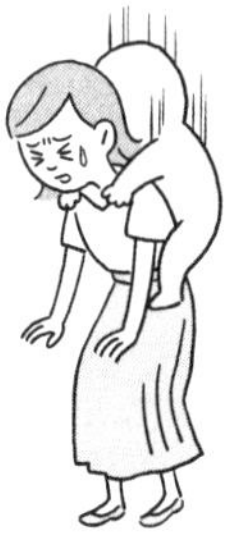

はじめに

第1章 なぜ私は雨ダルさんなの？

雨ダルさん基本のキ
症状や原因を知ることが改善の決め手！

雨ダルさんは私だけ？

まずは「雨ダルさん診断」

雨ダルさんに多い症状

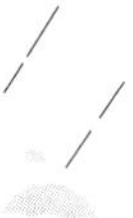
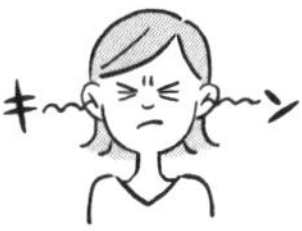
キ〜〜ン

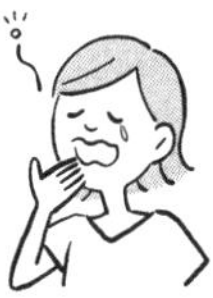

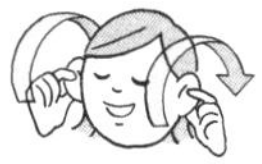

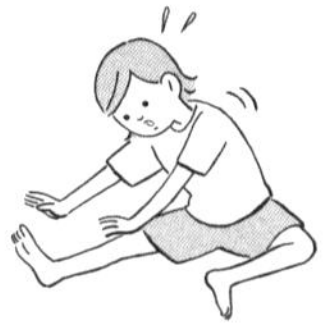

第1章

なぜ私は雨ダルさんなの？

雨ダルさん基本のキ
症状や原因を知ることが改善の決め手！

雨ダルさんは私だけ？

全国で1000万人以上いる可能性が⁉

天気の変化で体調をくずす天気痛の人＝雨《あめ》ダルさんは、全国にいったいどのくらいいるのでしょう。たくさんいる？　それともごく少数の人たちだけ……？

雨ダルさんの症状は頭痛をはじめ、めまい、うつ症状、肩こり、首こり、古傷の痛み、持病のぜんそくの悪化など、あげればきりがないほど多種多様です。もともと持っている体の不調や痛みが、天気の変化に影響されて表に出ることも多く、その因果関係に気づかずに生活している「隠れ雨ダルさん」もたくさんいると思われます。私自身も、雨ダルさんがどのくらいの人数なのか、初めは見当もつきませんでした。

しかし、2015年に愛知県尾張旭市の20歳以上の住民6000人を対象に行ったアンケート調査（有効回答者2628人）で、その全体像が見えてきたのです。体のどこかに慢性痛（3ヵ月以上続く痛み）があるかどうかを答えてもらった結果、39％の人が「ある」と答え、さらにその39％の慢性痛持ちの人に「天気が悪いとき、または天気がくずれるときに痛みが増すかどうか」をたずねると、25％の人が「痛みが増す」と答えたのです。

どのようなタイミングで慢性痛が悪化する？

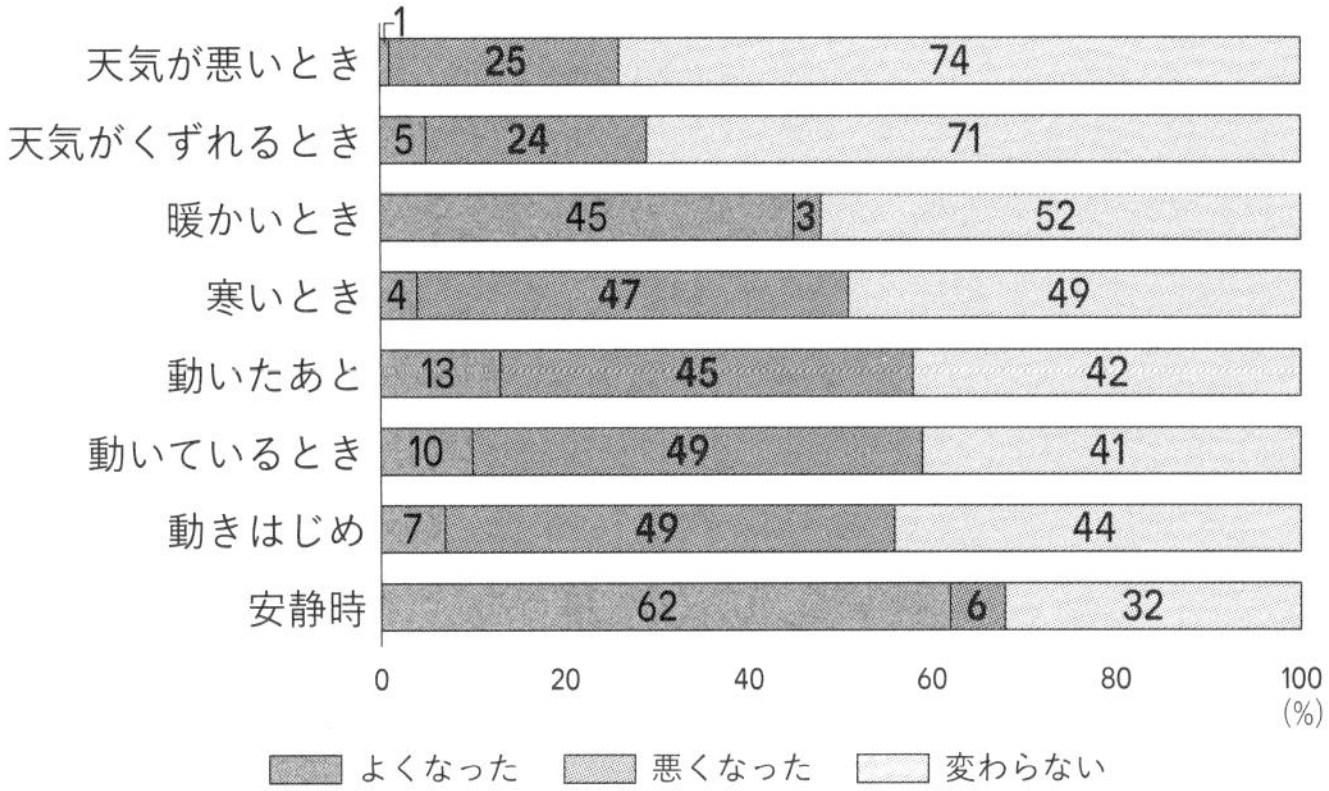

出典：Inoue et al., PLoS One, 2015,を改変

つまりは、日ごろから**慢性痛を抱える人の4人に1人は雨ダルさんである可能性**があります。これを日本の人口に当てはめてみましょう。20歳以上の人口は約1億5000万人、そのうち慢性痛のある人は約4割、さらにその4分の1が雨ダルさんだとすると……**全国に1000万人以上もの雨ダルさんが存在することになるのです！**

この統計には、雨ダル症状が多発する片頭痛の人が含まれておらず、10代の人も対象外でした。その点から考えると、雨ダルさんはこの数よりもっと多いのではないでしょうか。

つまり、天気の変化で体調をくずす雨ダルさんはあなただけではなく、実際にはかなり多くの人が悩んでいるのです。

まずは「雨《あめ》ダルさん診断」

こんな症状があれば、あなたは立派な雨ダルさんです

CHECK 次の項目に当てはまるものが多いほど、雨ダルさんの可能性が高くなります。

1 □ 雨が降る前(数日前〜直前)、降っているときに頭が痛い

2 □ 雨が降る前、眠けやめまい、肩が痛いなどの体調不良がある

3 □ 「もうすぐ雨が降りそう」や「天候の変化」を肌で感じる

4 □ 天気によって気分の浮き沈みがある

5 □ 季節の変わりめに体調をくずしがちだ

6 □ 夏はよくのぼせて、冬は冷え症になる

7 □ 昔から運動をしてこなかった

8 □ 最近、体を動かす機会が減っている

9 □ デスクワークが多く、いつも前かがみの姿勢やネコ背になりがち

＊この診断はあくまでも目安です。心配な人は必ず医療機関を受診してください。

10 □ もともと頭痛持ち(特に片頭痛)である

11 □ ふだんから肩がこりやすい

12 □ ふだんから耳鳴りがする、
または耳抜きがうまくできない

13 □ 交通事故などで首を傷めた経験がある

14 □ ストレスを感じやすい、
またはストレスが多い生活を送っている

15 □ どちらかというと、きちょうめんなほうだ

16 □ 繊細でストレスを感じやすい、
*HSP(敏感すぎる人=繊細さん)タイプだ

17 □ 乗り物酔いしやすい

18 □ 新幹線や飛行機に乗ると
頭痛や耳鳴りが起こった経験がある

19 □ 車でトンネルの多い高速道路を走ると
頭痛や耳鳴りがする

1～4のうち、1つでも当てはまる項目があれば、あなたは雨ダルさんです。1～4に当てはまるのに加えて、5以降に複数(3つ以上)当てはまる人は、重症の可能性があります。また、1～4に当てはまらなくても、5以降で複数当てはまる人は、今は軽症でも将来は重症の雨ダルさんになる可能性があるので要注意です。

＊HSPとは、Highly Sensitive Person《ハイリー センシティブ パーソン》のこと。

雨ダルさんに多い症状①

頭痛～こめかみ痛・締めつけ痛など～

頭痛は、雨《あめ》ダル症状の代表選手です。大半の雨ダルさんが頭痛に悩んでおり、主に、左に述べるような痛みを感じる人がおおぜいいます。

「こめかみがズキズキ痛む」
「肩こりがひどく頭が締めつけられるように痛い」
「後頭部がピリピリ痛む」
「雨が降りはじめたら生あくびが続いたり、眠けに襲われたりして、頭痛がひどくなった」

実は、頭痛といってもいくつかのタイプが

謎が多い片頭痛発症のメカニズム

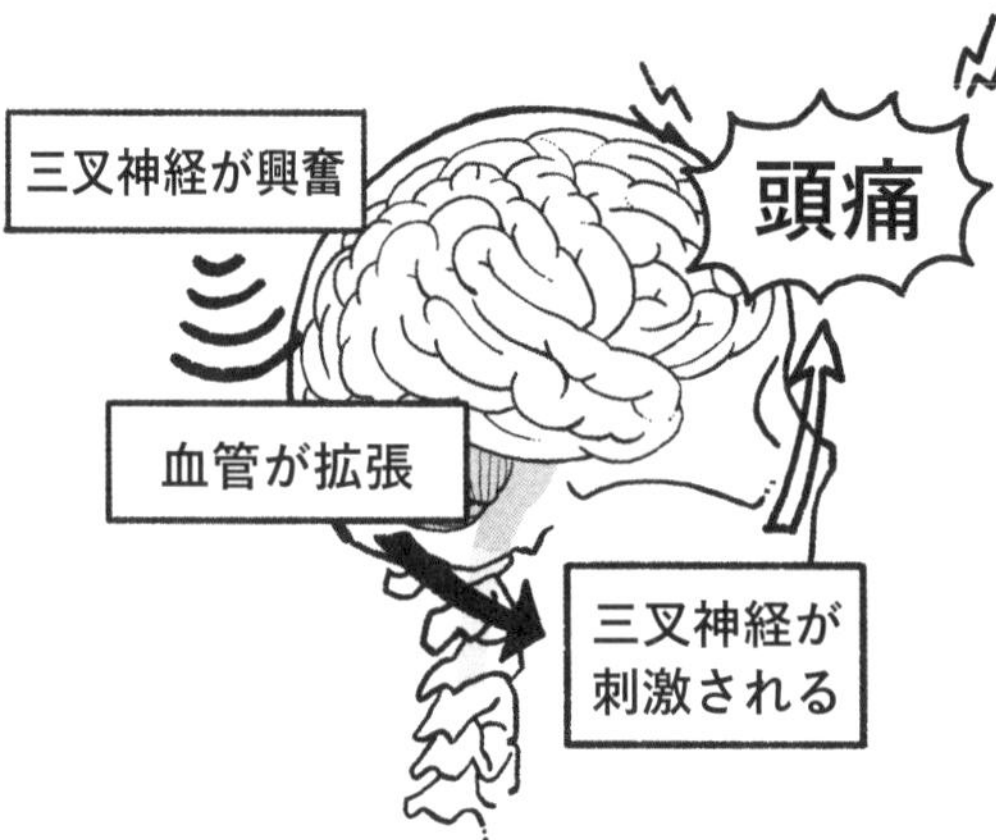

あり、痛みの現れ方も、発症のメカニズムもさまざまです。雨ダルさんの頭痛も全員同じではなく、異なるタイプが存在します。

少しだけくわしく説明すると、頭痛には2タイプあり、脳には異常が見つからない「一次性頭痛（慢性頭痛）」と、脳梗塞《こうそく》や脳腫瘍《しゅよう》などの病気が原因で起きる「二次性頭痛」があります。雨ダルさんの多くは、根本的な治療が難しい一次性頭痛と考えられ、鎮痛薬に頼りながら長年痛みと向き合って暮らしている人が多いと思います。

さらに一次性頭痛は、患者数の多い順から「緊張型頭痛」「片頭痛」「群発頭痛」の3タイプに分かれ、このうち片頭痛と緊張型頭痛が雨ダルさんには多く見られます。**中でも片頭痛は、雨ダルさんと最も関連性が深く、こめかみあたりがズキズキ、ドクドク脈打つように痛むのが特徴で、吐きけを伴うこともあります。**

片頭痛の発症のメカニズムは、まだわかっていない点も多いのですが、まずはなんらかの原因で三叉《さんさ》神経が興奮して、痛み物質が局所に放出されることで、血管が急激に拡張するのが発端です。その後、血管の拡張や浮腫によって、痛みを脳へと伝える三叉神経が刺激されて、激しい頭痛が起こると考えられています。

では、片頭痛が天気とどう関係しているのでしょうか。

片頭痛の多くは「眠い」「気分が悪い」「生あくびが出る」などの予兆が、数日前〜数時間前、もしくは直前に現れます。その予兆が**天気の変化、つまりは気圧の変化と連動している場合**が多く見受けられるのです。片頭痛の引き金はさまざまで、微妙な気圧変化はもちろん、心理的ストレスの場合もあれば、いやなにおいをかいだといった五感が引き金になることもあります。

もう一つ、**緊張型頭痛も雨ダルさんに多く現れます。**緊張型頭痛は、首（後頸筋群《こうけい》）や頭部（側頭筋）、肩・背中（僧帽筋《そうぼう》）などの筋肉の緊張で起こります。緊張して硬くなった筋肉が血管を圧迫し、血行が悪くなって痛みが起こります。特に、頭全体が締めつけられるような痛みを感じる場合も多く、頭が重く感じて目の疲れや倦怠感《けんたい》を伴う人もいます。

一般的な緊張型頭痛は、姿勢の悪さや運動不足による肩こり、首や背中まわりの筋肉のこりが主な原因ですが、身体的ストレスによって自律神経（意志とは無関係に血管や内臓の働きを支配している神経）のうちの交感神経の働きが優位になることでも血管が収縮し、痛みが増すようです。

交感神経と気圧変化の関係については50ページでも解説しますが、簡単にいうと、**雨ダルさんは気圧変化に敏感なため、少しの変化が身体的ストレスとなって交感神経の働きが優位になり、首や肩の血管が収縮して血流が低下し、頭痛を引き起こす**と考えられます。

片頭痛と緊張型頭痛は原因も発症のメカニズムも全く違いますが、**雨ダル症状として起こった場合、対策はほとんど同じ**です。どちらも予兆を感じたときに正しく対策すれば、発症を防げます。

また、頭皮がピリピリ痛む「後頭神経痛」も雨ダルさんに起こる場合があります。片頭痛などと同じ対策で防ぎましょう。

緊張型頭痛が起こるメカニズム

心身のストレスなどが原因で
筋肉が緊張して硬くなる

↓

筋肉内を走る血管が圧迫されて
血流が低下する

↓

乳酸などの老廃物が
たまりやすくなり神経を刺激する

↓

痛みが起こる

緊張型頭痛とのかかわりが深い筋肉

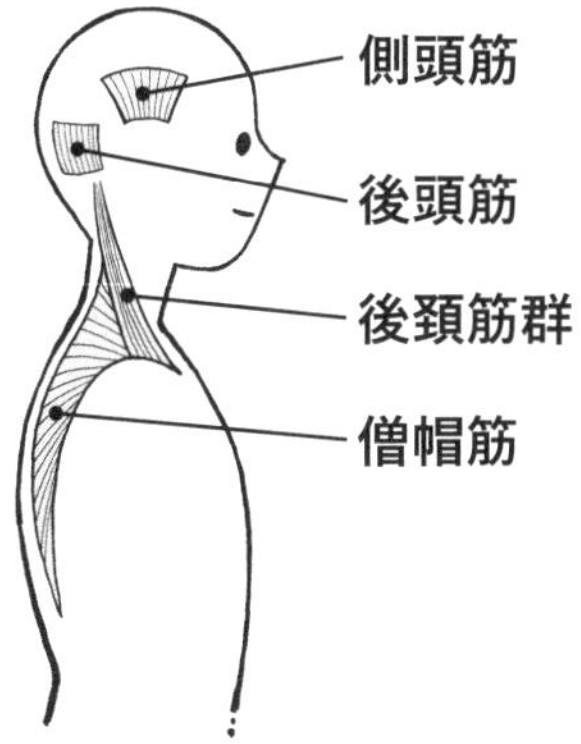

雨ダルさんに多い症状②

首が痛い・首がこる

「雨の日は、以前に交通事故で傷めた首に違和感が現れる」
「首が硬直して、動かすと痛む」
「首がこって、頭の重みを感じる」

雨《あめ》ダルさんには、首のこりや痛みも現れます。

首こりの多くは、姿勢の悪さや運動不足から首まわりの筋肉が緊張し、血行が悪くなることで起こります。血流が低下すると筋肉に酸素などが行き渡らなくなり、硬直した筋肉が末梢《まっしょう》神経を刺激します。**それが結果的にこりや痛みを引き起こすのです。**

また、雨が降る前に首にこりや違和感を覚え、しだいに頭が痛くなってくるという雨ダルさんはおおぜいいます。それは、首に脳へとつながる細い血管がたくさんあるため、首の筋肉が硬直すると緊張型頭痛を誘発するからです。

首は細いためにスポーツで傷めたり、交通事故でムチ打ち症になったりと、何かとダメージを受けやすい部位です。雨ダルさんの中には、以前に首を傷めた経験のある人が一定数いて、どうやらそれが雨ダル症状とも関係しているようなのです。

雨ダル症状の発症と深く関係している自律神経は、脳の視床下部から首を通って全身に張り巡らされています。つまり、脳に近い首にダメージがあると自律神経に影響を与え、雨ダル症状を引き起こすのではないかと考えられます。

首の痛みやこりは女性に多い症状です。なぜなら、女性は首が細くて筋肉量も少ないからです。雨ダルさんの女性は、特に首がこらない生活習慣を心がけましょう。第3章でくわしく説明する「雨ダルさんタオル体操」などがおすすめです。

首こりになりやすい人って?

CHECK

生活習慣からチェック!

- □ 前かがみ姿勢やネコ背など、ふだんから姿勢が悪い
- □ 毎日のようにヒールが高い靴を履いている（バランスが取りにくく、姿勢が悪くなる）
- □ 首まわりがあいた服を着ることが多い（首が冷える）
- □ スマートフォンの使用時間が長い
- □ 枕の高さが合っていないと感じている
- □ テレビばかり見て目の乾き・疲れを感じやすい
- □ いつも左右どちらか、同じ側の肩や腕で荷物を持つ

雨ダルさんに多い症状③

肩がこる・肩が重い

「雨の前は肩が異常にこる」
「何かが載っかっているかのように、肩が重たい」
「肩がズキズキ痛んで、頭も痛くなる」

肩こりは前ページで述べた首こりと同じで、一般的に緊張することで筋肉が硬直し、血行が悪化して起こります。首こりとも連動しているので、首にこりや痛みが現れるとそのまわりの筋肉も緊張し、肩や背中までこってしまいます。

そもそも緊張型頭痛や首こり・肩こりは、痛む部位や症状の現れ方が違っても、どれも首まわりの筋肉の硬直と血行不良から起こります。**雨《あめ》ダルさんの場合は、そこに気圧の微妙な変化による自律神経の乱れも加わり、症状を増幅させてしまっているのです。**この三つの症状は連動して起こることが多く、雨ダルさんの症状をより複雑にしている要因でもあるのです。

主に肩こりの原因は、デスクワークのときの前かがみ姿勢、スマートフォンを使うさいのうつむき姿勢、運動不足、加齢による筋肉量の低下などです。女性に多く発症し、20〜50代の女性の約65%が肩こりに悩まされているというデータもあるほどです。

肩こりが女性に多い大きな理由は、筋肉不足。女性は男性より筋肉量が少ないため、筋肉が疲労しがちです。また、首にこりや痛みがある人は肩に負担がかかりやすく、同時に肩こりも生じてしまいます。

ですから、**筋肉をほぐして、効率よく動かすストレッチやエクササイズは必須。**特に、肩や背中にある僧帽《そうぼう》筋はとても重要なので、「雨ダルさんタオル体操」（第3章参照）などを取り入れ、意識して鍛えましょう。

● 男性には腰痛が、女性には肩こりが多い

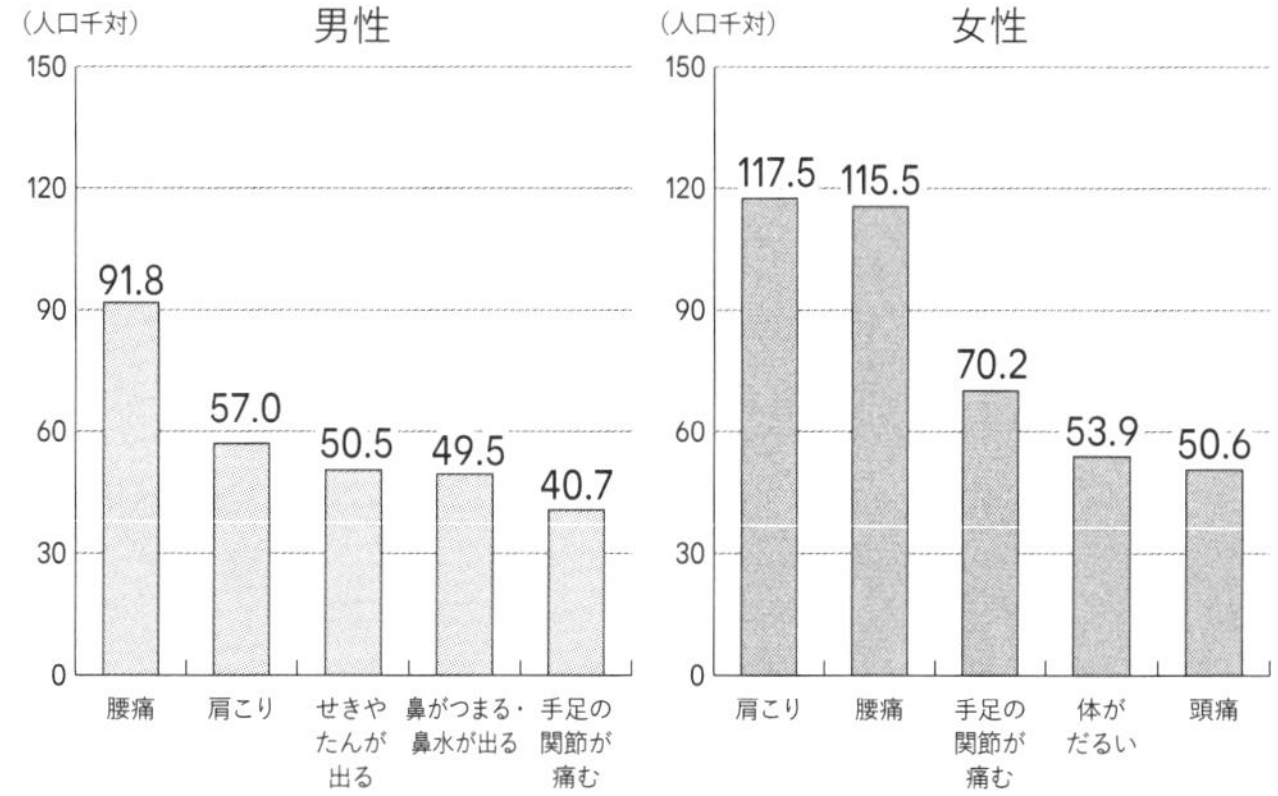

出典：厚生労働省「国民生活基礎調査の概況」（平成28年）を改変

雨ダルさん に多い症状④

ストレートネックも天気痛の原因に！

前ページで、頭痛、首の痛みやこり、肩こりが連動して起こる点を解説しましたが、雨《あめ》ダル症状を訴える患者さんを診療していると、**最近は「ストレートネック」の人がおおぜいいることに気づきました。**みなさんはストレートネックをご存じですか？

人間の首は頸椎《けいつい》（首の部分にある背骨）に支えられており、本来なら前側に出た形でゆるやかなカーブを描いています。そのカーブがクッションの役目を果たし、重い頭を支えることができているのです。ところが、**ストレートネックの人は頸椎のカーブが失われ、**

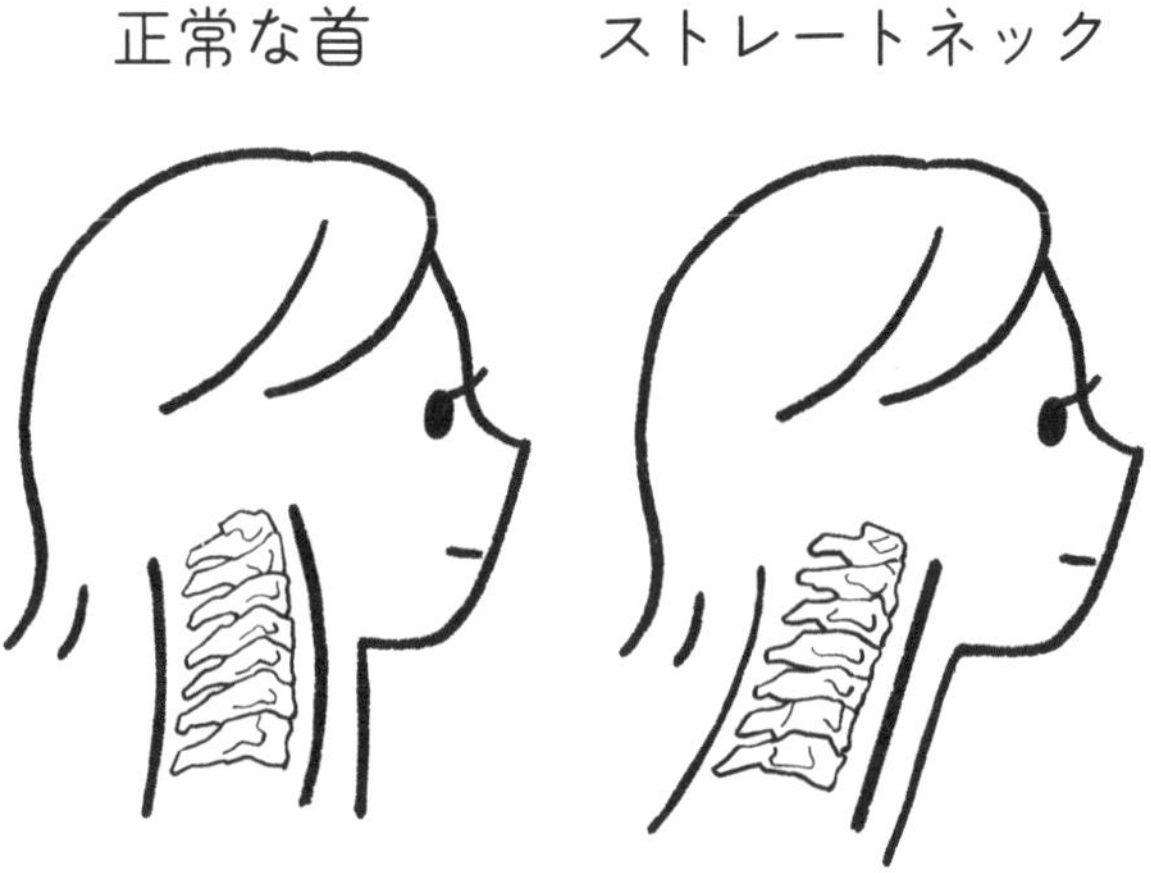

頭の重みが首で吸収されずに、体のあらゆる部位に負担がかかるのです。

別名「スマホ首」とも呼ばれ、その名のとおりスマートフォンの見すぎでもなります。

あごを前に突き出した前かがみ姿勢を長時間続けることで、頸椎が変形してしまうのです。

その影響は首や肩だけでなく、全身のさまざまな部位にも及びます。首に負担がかかるため自律神経に異常をきたし、めまいや吐き け、うつなどの症状が出ることも。そして、これらの症状が慢性化し、気圧変化でさらに悪化して雨ダル症状が現れるのです。

特に雨ダルさんにとって放置することは危険なので、日ごろから背すじを伸ばして、正しい姿勢になるよう心がけてください。

ストレートネックの
セルフチェック表

CHECK

- □ 1日2時間以上スマートフォンを使っている
- □ ノートパソコンを使用している
- □ 体を動かす頻度が少なく、歩く時間は1日30分以下
- □ あおむけで寝ることができない、もしくは寝にくい
- □ 枕は高めのものを使用している
- □ 左右の腕の長さが違う
- □ 首を後ろに倒すと首が痛い
- □ 自分が写った写真を見ると首が傾いている
- □ 疲れたときに頭痛が起こりやすい

雨ダルさんに多い症状⑤

ひざ痛・腰痛なども雨ダルで起こるの？

「雨が降るとひざが痛い」
「雨の日は階段の上り下りがつらい」
「台風の日に腰痛が悪化した」
「股《こ》関節からギシギシと音がする」

ひざ痛や腰痛はありふれた症状で、慢性痛の代表ですが、**それらも雨《あめ》ダル症状として起こることがあります。**とはいえ、雨ダルさん特有の関節痛があるわけではありません。

例えばひざ痛でいうと、その多くは「変形性膝《ひざ》関節症」と呼ばれる病気です。これは、ひざ関節の軟骨がすり減ることで変形し、痛みが生じます。ほうっておくと関節に水がた

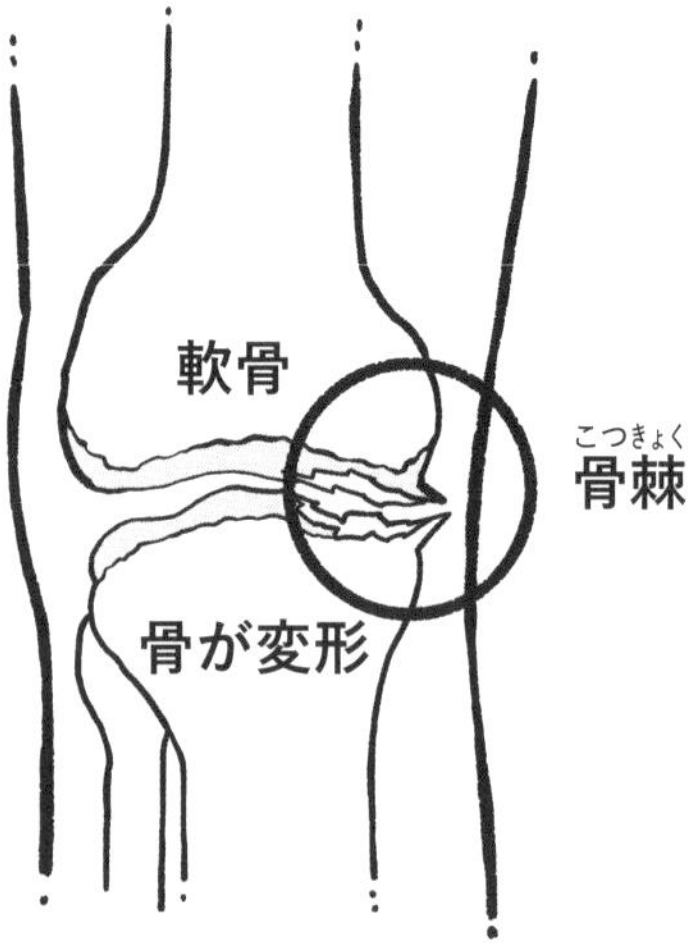

まったり、骨棘《こつきょく》という棘《とげ》のようなものができたりして変形が進みます。体には多くの関節がありますが、この変形性膝関節症と似たようなことは、どこの関節でも起こる可能性があります。股関節で起これば変形性股関節症、腰で起これば変形性腰椎《ようつい》症と呼ばれます。

こう説明すると危険な病気だと思うかもしれませんが、**実はこれ、年齢を重ねれば誰にでも起こりうる病気なのです。**肥満や筋力低下のある人は、症状がさらに悪化します。

こうした変形性関節症は、気圧の微妙な変化で痛みがひどくなる場合もあります。関節痛を専門とする整形外科では、昔から「雨の日に患者さんが増える」といわれてきましたが、この点からも、**気圧の変化で関節痛が悪化する**のは事実と考えていいでしょう。痛みの現れ方も、低気圧が近づくと現れる人、天気が回復するときに現れる人などさまざま。また、ひざが痛くなる人もいれば、腰や首、手首までが痛くなる人もいます。なぜ、こんなに症状の現れ方が人によって違うのか、くわしくはまだわかっていません。

腰痛もひざ痛も、最近は運動療法が治療の第一選択肢《し》として採用されるようになってきました。**「痛いから動かさない」は間違いで、「動かさないから痛くなる」**というわけです。まずはウォーキングといった無理のない方法で、体を動かすようにしてみましょう。

雨ダルさんに多い症状⑥

耳鳴り〜キーンボーン〜

「雨が降る前に、ボーンボーンと耳鳴りがする」
「夜にキーンと耳鳴りがして眠れず、朝起きたら雨が降っていた」
「台風のときは、耳の中がザワザワして不快」

耳鳴りに悩む雨《あめ》ダルさんもおおぜいいて、聞こえる音は低音・高音と、さまざま。実は、**耳は気圧の変化をいち早く察知する器官**なのです。

耳鳴りは中耳炎や外耳炎などの疾患《しっかん》が原因となって起こったり、ヘッドフォンで音楽などを大音量で聴いたり、耳アカがつまったりすることでも起こります。また、突発性難聴やメニエール病（35㌻参照）の症状として現れることもあります。

ただし、耳鳴りは原因不明とされることが多いのですが、**精神的・身体的ストレスで自律神経のバランスが乱れていると起こりやすい傾向があります。**雨の日の前に起こる急な気圧の変化が、自律神経の乱れを招き、耳鳴りを引き起こしている可能性があります。

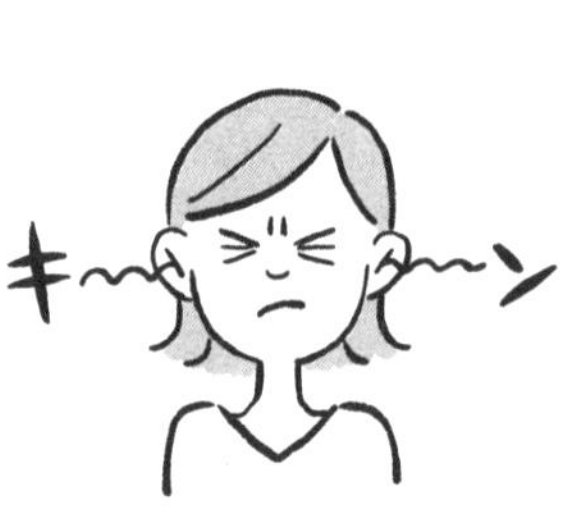

雨ダルさんに多い症状⑦

難聴〜耳がつまった感じ〜

「雨が降る前は耳がつまった感じがする」
「耳が遠く感じる」
「耳の中がぼわーんとして違和感がある」

このように、雨《あめ》ダルさんには耳鳴り以外でも、気圧の変化でさまざまな耳の症状が出てきます。「聞こえが悪い」「耳がつまった感じ」は、わかりやすくいうと飛行機や高層ビルの高速エレベーターに乗ったとき、耳に違和感が起こる状態に似ています。

飛行機が離陸して上昇するとき、私たちは大きな気圧差をくぐり抜けなければなりません。そのさい、**みなさんは無意識のうちにつばを飲み込んで耳の中の圧力を自然に調節する「耳抜き」を行っています。**これがうまくできれば耳の違和感も治まりますが、できないと最悪の場合、急性の中耳炎になります。

雨ダルさんに多い症状⑧

めまい

「周囲がぐるぐると回って見える」
「雨が降る数日前からめまいがして、頭痛もひどくなる」
「首がこってめまいが起こる」

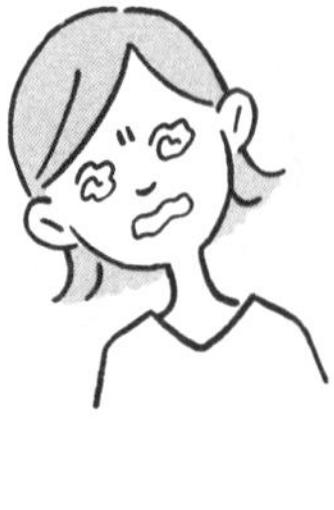

雨《あめ》ダルさんの中にはめまいを訴える人も多く、単独で起こることもあれば、片頭痛の予兆として天気がくずれる前に現れることも。またストレートネック（28〜29ページ参照）で首が不安定な状態になり、そのせいでめまいを併発する場合もあります。

私たちの体は、**倒れないように視覚や耳の中にある内耳のセンサーなどで感知した情報が脳へ送られて、バランスを保っています。**めまいはこのシステムのどこかに異常をきたし、その結果起こるものとされています。

めまいの種類は大きく分けて二つあります。内耳の異常による原発性のめまいと、視覚や首、腰の異常または脳の異常によるめまいです。前者は主に回転性のめまい（自分の周囲がぐるぐる回る)、後者は主に浮動性のめまい(ふわふわと浮遊感があり足元がふらつく感じ)です。**雨ダル症状で起こるめまいはどちらかというと内耳の異常で起こる回転性のめまい**ですが、立ちくらみのようにクラッと感じることも多いのです。

特に激しい原発性のめまいを引き起こす病気に「メニエール病」があります。内耳にあるリンパ液が異常に増えるのが原因となって起こるもので、耳鳴りや吐きけを伴い、進行すると難聴にもなる深刻な病気です。

内耳に異常があるこの病気も、32ページで述べたように気圧の変化に反応し、悪化することがあります。

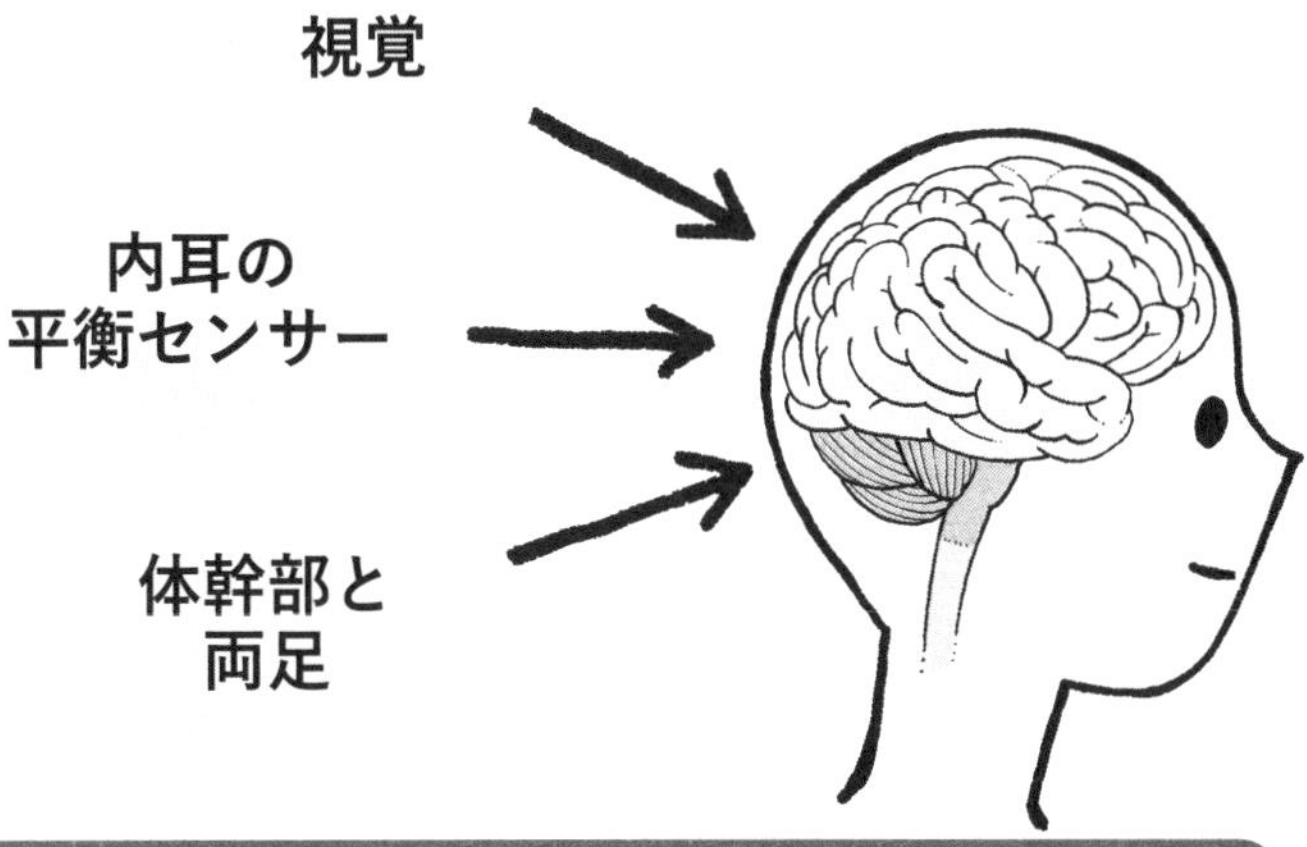

体が倒れないようにバランスを保っている

雨ダルさんに多い症状⑨

元気が出ない、だるい、うつっぽい……

「雨の日は、仕事へのやる気が全く出ない」
「ダルくて体が動かない」
「一日中、眠けに襲われる」
「イライラして怒りっぽくなる」
「梅雨時は気分が落ち込む」
「季節の変わりめは、いつもうつっぽい」

雨《あめ》ダルさんであれば、これらの経験をお持ちではないでしょうか。簡単にいうと、**雨ダルさんは天気が不安定だと元気が出ない**のです。

この症状はまさにうつの人に多く、これという原因をはっきり特定しにくい病気です。環境の変化や精神的につらい出来事、また身についている思考パターン、さらには疲れや睡眠不足といった身体的なストレスなども複雑に絡み合い、脳内の神経伝達物質に異常が生じて発症すると考えられています。

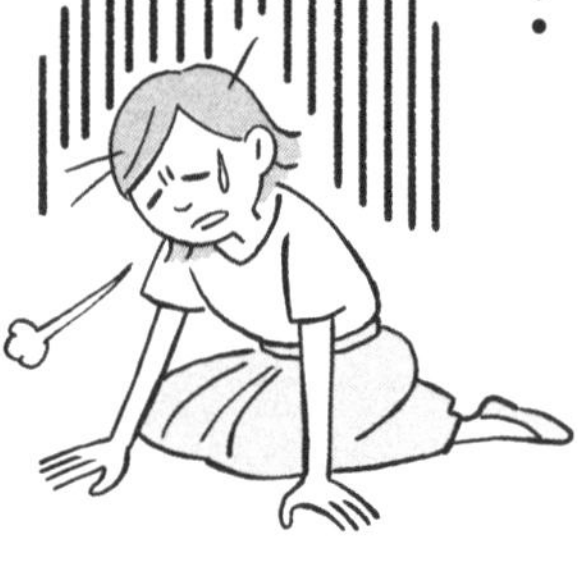

症状も人によってさまざまで、自分で判断がつきにくいのもやっかいなところ。最初は、気分が憂《ゆう》うつになって仕事や家事に手がつかず、不安な気持ちにかられてイライラします。好きだったことに対して急に興味がなくなる、人と会うのがおっくうになる、服装に気を遣わなくなる、過去を思い出してクヨクヨするといったことも、うつの症状です。**重症化すると不眠症になり最悪の場合、自殺願望も現れるので非常に危険です。**

メンタル面だけでなく、さまざまな身体症状も現れます。疲れやすくなったり、動作が遅くなったり、食欲がなくなって体重が減ったりすることもあります。

○うつで現れる主な身体症状

感覚	頭痛、めまい、のぼせ、ほてり、肩こり、関節痛、味覚障害など
全身	倦怠《けんたい》感、体重増減、不眠など
循環器	動悸《どうき》、息切れ、胸部圧迫感など
消化器	口の渇き、吐きけ、食欲不振など
泌尿器・生殖器	頻尿、性欲減退、月経不順など

うつの人の中には、精神的な症状があまりなく、逆に**身体症状が強く出る「仮面うつ」**の人もいます。そうなると、頭痛やめまい、吐きけ、肩こりなどのよくある症状も、うつが原因だったということも……。また、強い抑うつ症状はなく、**漠然とした不安やもやもやした気持ちを抱えている「不安症」**という心の病もあります。

うつをはじめ、心の不調は原因も症状も多岐にわたっているので、自己判断せずに心療内科や精神科で診《み》てもらうことをおすすめします。

さて、うつは脳内の神経伝達物質に異常が生じて起こると述べましたが、それはいったいどういったメカニズムなのでしょうか？

脳内には１００種類以上の神経伝達物質があり、特にセロトニン、ノルアドレナリン、ドーパミンの三つがうつと深い関係があると考えられています。神経伝達物質には、神経細胞を興奮させるタイプと抑制するタイプがあり、セロトニンは抑制型、ノルアドレナリン、ドーパミンは興奮型の神経伝達物質です。私たちは日常生活の中でさまざまな出来事に反応し、これらの神経伝達物質を無意識に作り出しています。健康ならば、神経伝達物質のバランスが取れて気持ちは安定します。しかし、**何かのストレスでバランスがくずれ、**

興奮型の神経伝達物質が過剰に作り出されると、神経が興奮しすぎてしまい、気持ちが不安定な状態になるのです。

そのため、うつ病の患者さんにはこの神経伝達物質のバランスを調整する抗うつ薬をベースに薬物治療をするのですが、それに加えて知っていただきたいのが天気の影響です。**心の病を抱えている人は、症状の現れ方が気圧の微妙な変化に左右されるとわかってきました。**気圧変化で自律神経が乱れることにより、脳がストレスを感じて神経伝達物質に影響を与えるのです。

雨ダル対策をすれば、投薬量を減らすことができるのではないか……私は、そんな希望を持っています。

うつの症状と神経伝達物質の関連性

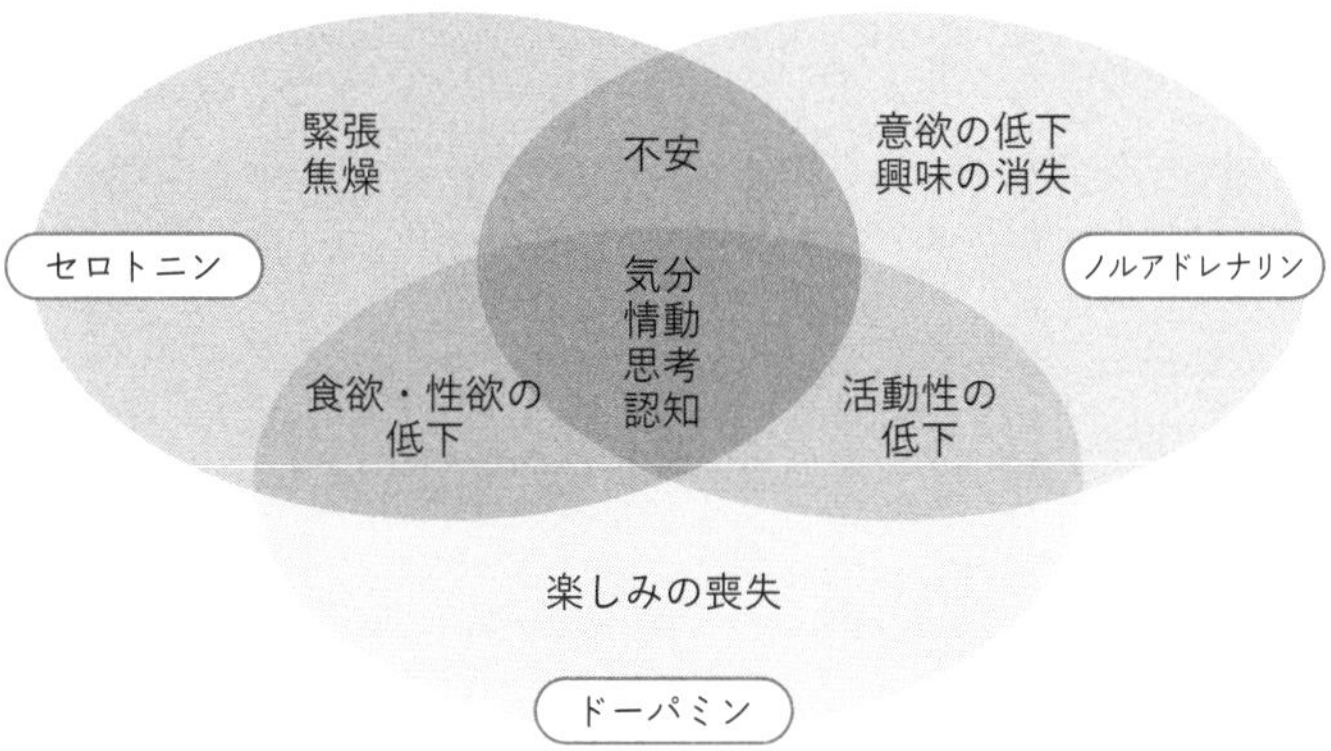

出典：Leonard, B. E. et al., Differential Effects of Antidepressants, 1999, pp.81-90, Martin Dunitz Ltd, London, を改変

リウマチや歯周病なども!

これまで頭痛やめまい、耳鳴り、首・肩のこり、うつなど、雨《あめ》ダルさんによく見られる症状を紹介してきましたが、ここからはそのほかの症状についてお話しします。

手足の関節に痛みやはれ、こわばりが生じる病気に関節リウマチがあります。この**関節リウマチも、昔から雨が降ると症状が悪化する**といわれています。

リウマチは、細菌やウイルスといった外敵から体を守る免疫系に異常が生じ、関節の組織や骨などを誤って外敵とみなして攻撃してしまう「自己免疫疾患《しっかん》」の一種と考えられています。しかし、まだわからないことも多く、抗リウマチ薬などの薬物による治療法はあるものの、痛みや倦怠《けんたい》感を抱えて暮らす患者さんが多数います。そんな患者さんのデータと気象データを照らし合わせ、2014年に京都大学が発表した研究があります。それによって次のことが明らかになりました。

「気圧が低いほど、痛みやはれが悪化する」

「湿度が高いほど、痛みやはれが悪化する」

「気温には痛みやはれとの相関関係が見られない」
「気圧については、3日前の気圧が痛みやはれと最も相関している」
以上のことから、この研究では**「天気の中でも気圧が最も症状悪化に関係している」**と結論づけています。つまりリウマチの悪化も、雨ダルさんに起こりやすい症状の一つということです。

歯周病でも同じことがいえます。歯周病は近年、ほかの病気との相関関係が指摘されています。糖尿病もその一つで、高血糖状態が続くと免疫力が低下して細菌感染を起こすので歯周病が発症しやすくなります。通常、歯周病は静止期と活動期をくり返して悪化しますが、この活動期に天気が関係しているらしいのです。岡山大学病院の調査で、同病院の歯周病患者の活動期と気象状況を時系列で解析したところ、**歯周病の活動期には「急激な気圧低下」「急激な温度上昇」「強風」が引き金になる**ことが判明したのです。

このことから、気圧の変化による自律神経の乱れが大きくかかわっているものと考えられます。自律神経が乱れることで免疫力が低下し、感染状態を悪化させるというメカニズムです。**歯周病も、立派な雨ダル症状**というわけです。

雨ダルさんに多い症状〜番外編〜

古傷が痛む

天気がくずれると「古傷が痛む」という話、聞いたことはありませんか？　雨《あめ》ダルさんであるみなさんも同じようなことを経験したことがあるのではないでしょうか。

「手術後の傷がウズウズする」
「昔、骨折した足が重だるくなる」

実はこうした症状は珍しくありません。傷や骨折は治っているのに、なぜこんなことが起こるのか？　それには脳の複雑な機能が関係しています。

ＭＲＩ（磁気共鳴撮影）などの検査機器の進化とともに、「脳と痛みの関係」が少しずつ解き明かされています。その一つとして、**「慢性の痛みは脳の機能変容である」**ということがわかってきたのです。簡単にいうと、脳が一度覚えた痛みを記憶し、何かのきっかけで痛みを再現するプログラムへと勝手に書き換えてしまっているのです。

これは神経痛でも同じことが起こります。例えば、帯状疱疹後《たいじょうほうしんご》神経痛という病気は、子供のころ水ぼうそうに感染したことで神経に潜伏した水痘《すいとう》・帯状疱疹ウイルスが、免疫力が低下したさいに再び活動を始めて発症します。水疱《すいほう》とともにとても強い痛みが生じ、そのため**炎症が完全に治まっても痛みだけが残ってしまう場合**があるのです。

神経痛が現れるきっかけに過労やストレスがあげられますが、私は気圧の変化も大きく関係していると考えています。神経痛にしても古傷にしても、**「脳が痛みを再現するきっかけ」の一つは、恐らく気圧変化ではないか**と見ているのです。

ここで一つ、痛みと気圧変化の興味深い例をご紹介します。

とび職をしている人が、ある日仕事中に指を骨折してしまいました。その後、骨折は治ったけれど、天気が悪くなるとその指が痛むようになったのです。しかし、ここまでは天気痛、いわゆる雨ダル症状ですが、驚くのはここからです。とび仕事という職業柄、高い場所を上り下りするさい、完治したはずの指がその都度、痛みを感じるようになったのです。つまり、高低差による気圧差さえも敏感に感じ取り、古傷の痛みが復活するケースもあるということです。

気圧変化がどれだけ人の体に影響を与えるかが、よくわかる一例ではないでしょうか。

雨ダルさんの原因は気圧変化のストレス！

体にはいつも15トンもの気圧がかかっている

さまざまな雨《あめ》ダル症状を紹介してきましたが、恐らく「頭痛以外にも、あの悩みもこのつらさも雨ダル症状だったのか〜」などと思った人も多いのではないでしょうか。では、いよいよここから「なぜ雨ダルさんになってしまうのか？」という謎を解き明かしていきたいと思います。

「雨ダルさんを悩ませる症状＝天気痛」は、その名のとおり、天気が引き金で起こります。しかし、いったい**天気のどこがこんなに多種多様な症状をもたらすのでしょうか？**

天気には風速や降水量などさまざまな要素がありますが、体への影響という点から考えると、**注目すべきは「気温」「湿度」「気圧」の三つです。**「気温」と「湿度」は、昔から人の体に影響を与えることが知られています。気温の低下と慢性痛の悪化を調べる研究も進められていますし、湿度にかんしても関節リウマチの患者さんを対象にした調査などでは「痛みと湿度」に相関関係があると証明されています。では、「気圧」についてはどうでしょう？　実は「気圧が人に及ぼす影響」は、気温と湿度ほど研究はされてきませんでした。

なぜなら、気圧は温度や湿度のように「感じる」ことができないから。でも、本当にそうでしょうか？

私たちの体の表面積を約1・5㎡と仮定しましょう。1㎡当たりにかかる気圧は約10トン。つまり、人の体にはおよそ15トンもの大気による圧力が常にかかっているのです！

私は以前、ある実験を行いました。慢性痛で悩む患者さん6人に人工的に気圧を操作できる部屋に入ってもらい、気圧を下げて痛みの変化を観察したところ、気圧を下げはじめたとたん全員の痛みが強くなりピークへと達したのです。天気の要素のうち**「気圧」の変化で痛みは悪化する——気圧が天気痛の原因**であることがはっきりと証明されたのです。

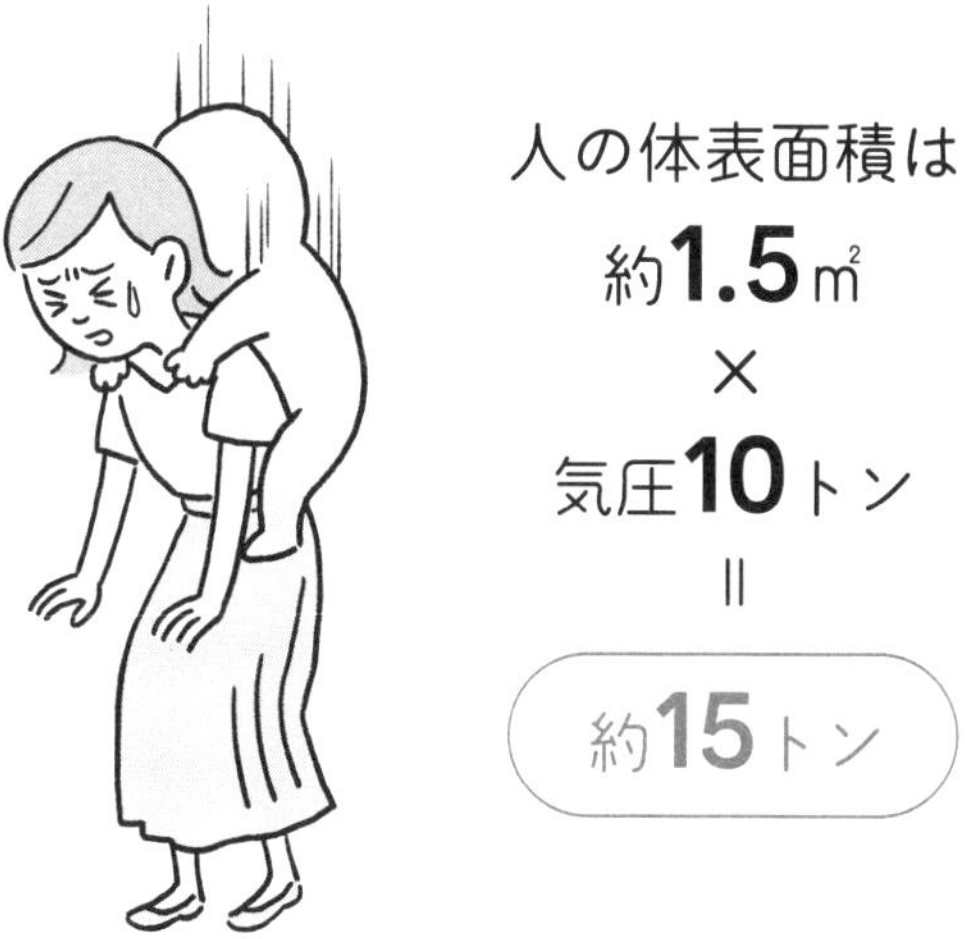

気圧変化のストレスで自律神経が乱れる

そもそも自律神経とは？

私たちの体は、気圧の変化に大きく影響されることがわかりました。では、具体的にどういった影響があるのでしょう。そこで登場するのが「自律神経」です。**雨《あめ》ダルさんたちを悩ませる頭痛やめまい、気分の落ち込みなど、あらゆる症状はすべて、この自律神経が何かしら関係しています。**自律神経とは、いったいどんなものなのでしょうか？

自律神経は、全身に張り巡らされた末梢《まっしょう》神経の一つで、血管や内臓などの働きをコントロールし、体内の環境を整える役割を担っています。

また、末梢神経には、自律神経のほかに体性神経があります。体性神経は、運動神経（手足の筋肉を動かす指令を脳から末梢に伝える神経）と、知覚神経（痛い・熱いなどの感覚を脳に伝える神経）の二つに分かれ、自分の意志でコントロールすることができます。しかし、**自律神経は私たちの意志とは無関係に活動します。**だからこそ、無意識のうちに呼吸ができたり、消化のために胃が動いたり、一定の体温を維持するために汗をかいたりできるのです。つまり、私たちが無意識のうちに生命を維持できているのは、自律神経のおかげなのです。

自律神経には「交感神経」と「副交感神経」の2種類があります。交感神経は私たちが活動しているとき、興奮しているときなどに優位になる神経、副交感神経は私たちがリラックスしているとき、寝ているときなどに優位になる神経です。

例えば、睡眠から目覚めて仕事をしたり、運動をしたりするときは交感神経が優位に働きます。一方、音楽を聴いてリラックスしているときや睡眠中は副交感神経が優位に働きます。つまり、**二つが全く正反対の役割を、シーソーのように交互に行うこと**で、私たちは健康的な暮らしができるのです。

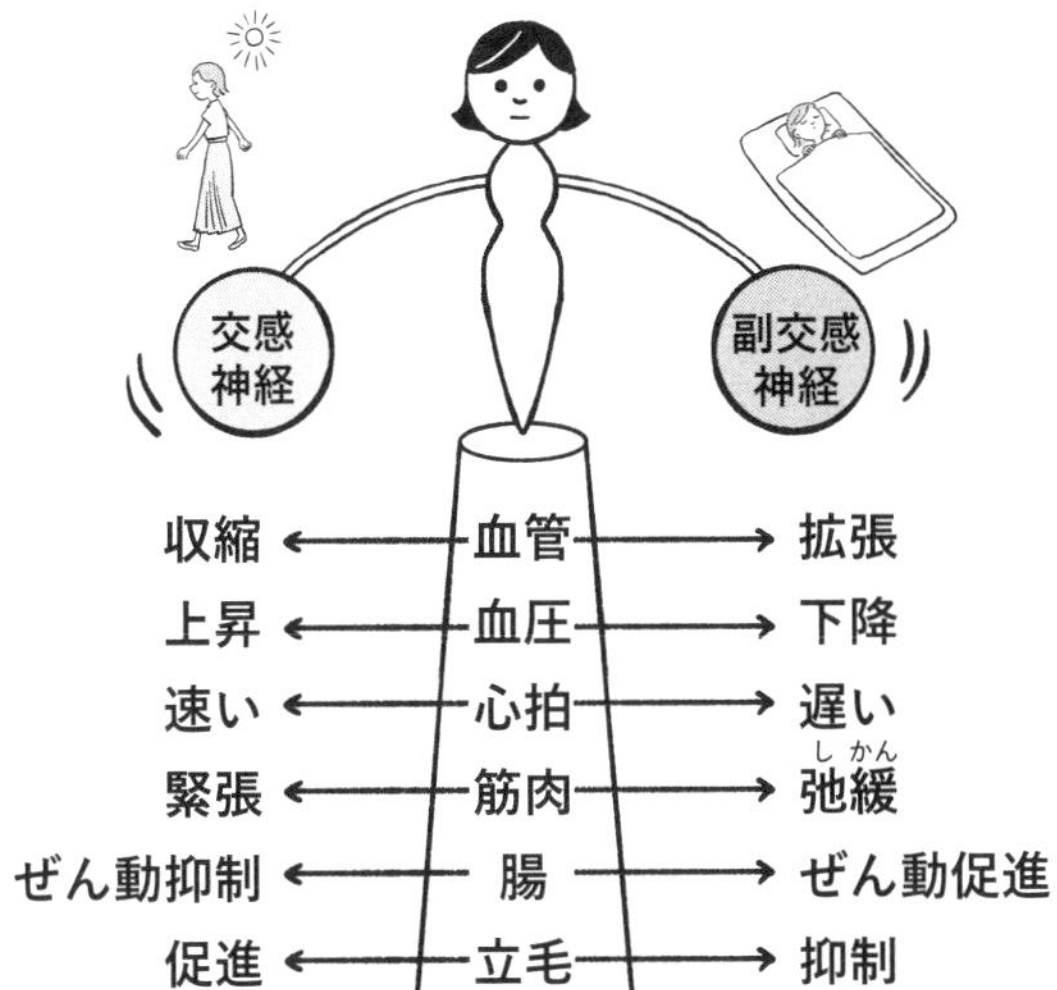

私たちが心身ともに健康であるためには、交感神経と副交感神経のバランスがうまく保たれなければなりません。ところが、何かのきっかけでこのバランスがくずれることがあります。それが、「**自律神経の乱れ**」です。

自律神経が乱れると、どのようなことが体に起こるのでしょうか？　例えば、交感神経の働きが過剰に高まると、血管が急激に収縮します。それによって血液の流れが滞り、体全体の血行が悪化します。こうなると、体のあちらこちらに悪い症状が現れます。

自律神経が乱れると疲れやすくなり、血行不良によって頭痛や肩こり、首こりなどが生じます。内臓機能も低下して便秘や下痢《げり》が起

○自律神経の乱れで現れる主な症状

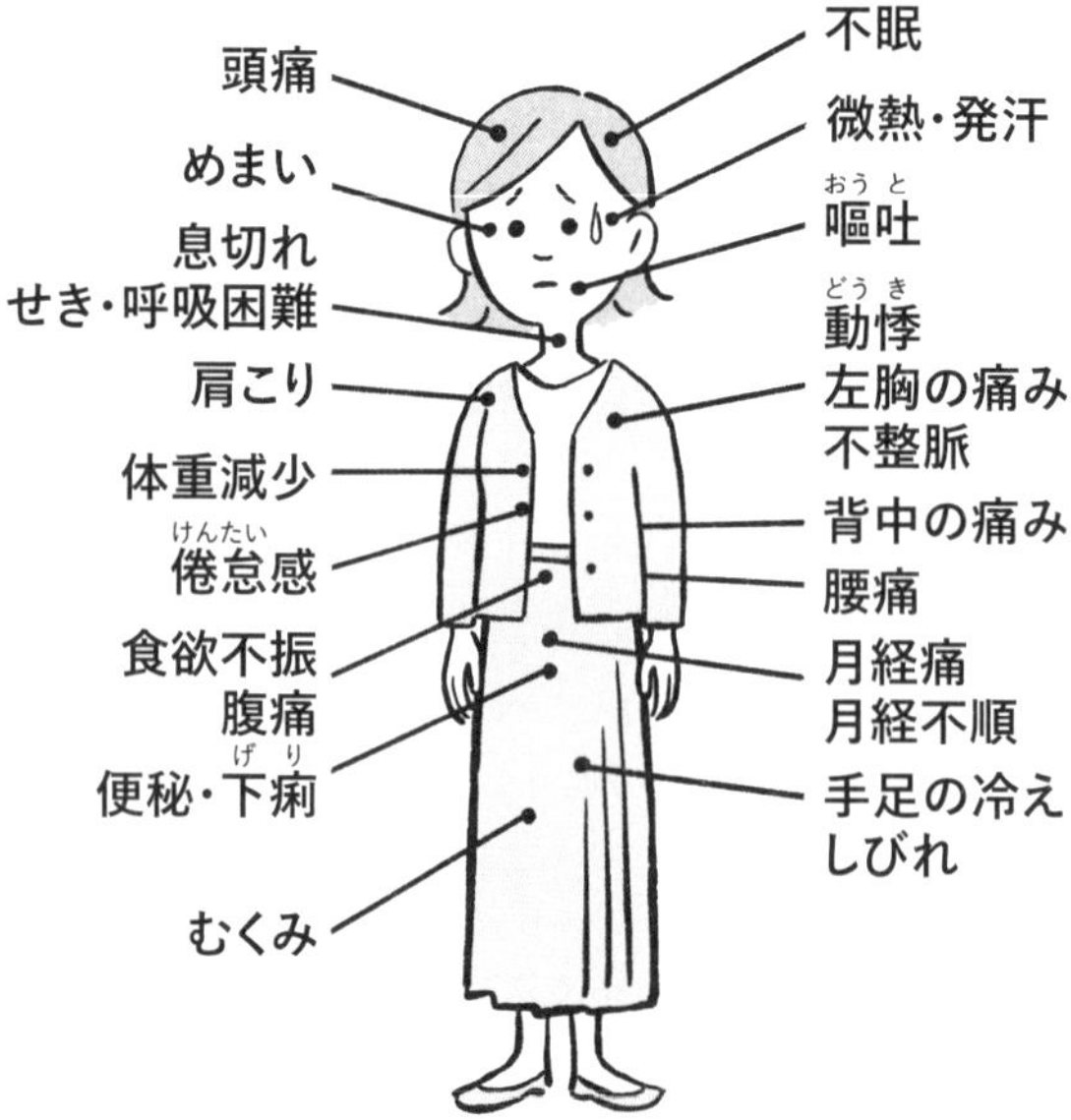

こるとともに、肌荒れまで現れることもあります。また、病気から体を守る免疫力も下がってカゼを引きやすくなったり、感染症にかかりやすくなったりもします。そのほかにも、めまいや耳鳴り、のぼせ、冷え、むくみなどなど……。

さらに、**自律神経の乱れは体だけではなく心にも影響を与えます。**イライラして怒りっぽくなったり、やる気が出なくなったり、ときには不眠症になることも。ほうっておくと、うつや不安症といった心の病気に発展する危険性もあります。

みなさんは「自律神経失調症」という言葉を聞いたことがありますか？ **この「自律神経失調症」が、まさに、自律神経の乱れによる体調不良のこと**なのです。

このように、私たちの心身の健康を保つために大切な自律神経ですが、どうして乱れてしまうかというと、その原因の多くは「ストレス」です。

ストレスにもいろいろあり、環境的ストレス、持病やケガ、疲労による肉体的ストレス、仕事による社会的ストレス、人間関係からくる精神的ストレスなどがあげられます。これらが複雑に絡み合い、自律神経のバランスをくずしているのです。そして、「気圧変化」も環境的ストレスとして、自律神経の乱れにかかわっていると考えられるのです。

自律神経のバランスがくずれて

交感神経が活発になります

本当に「気圧変化」という環境的ストレスに自律神経は反応するのか、私はラット（実験用のネズミ）を使った実験でそれを確かめてみました。

通常、ストレスを受けたとき優位に働くのは交感神経です。したがって、**交感神経の反応を見れば、気圧変化に自律神経が反応したかどうかがわかります。**とはいえ交感神経そのものを測定するのは難しいので、代わりに交感神経の働きが高まると起きる現象（ラットの血圧や心拍数の上昇）を測定することにしました。

健康なラットを気圧操作ができる空間に入れ、気圧を下げていきます。すると、ラットの血圧と心拍数が徐々に上がっていき、30分でピークに達したのです。つまり、気圧低下で交感神経が活発になったことが推察できます。

一方、左ページの図表からもわかるように、ピークに達した後は気圧が低いままなのに血圧、心拍数ともに少しずつ下がってもとに戻ります。これは、気圧が下がった環境に慣れてしまえば、交感神経の活動が落ち着くことを示しています。実際、雨《あめ》ダルさんの中でも、「雨

気圧を下げたときのラットの血圧と心拍数の変化

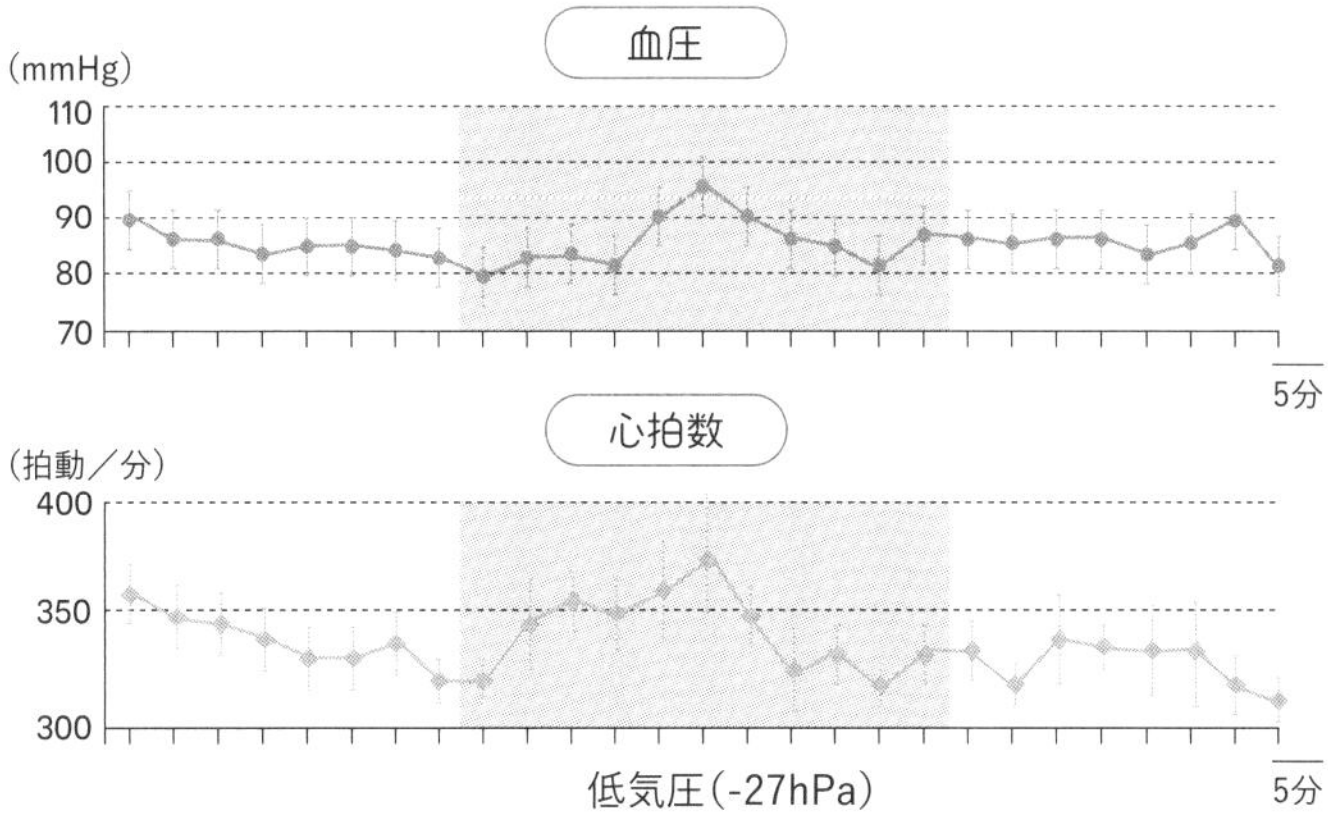

出典：Sato J, et al., Neuroscience Letters 299 (1-2): 17-20, 2001,を改変

が降りはじめてしばらくすると痛みが治まる」という人がたくさんいます。どうやら気圧が低いことよりも、**気圧変化そのものが、最大のストレス**といえそうです。

さて、この実験から気圧変化というストレスで交感神経が活発になるとわかりましたが、それはマイナスなことでしょうか？

実はそうもいい切れません。寒暖の差などの環境的ストレスに自律神経が反応するのは、体を適応させるためなので、むしろ必要なことです。問題は、**自律神経が不安定で、気圧変化に過度に影響されること。**後でくわしくふれますが、「ストレスに負けない自律神経」があれば、雨ダルさんにはならないのです。

雨ダル症状が現れる2大理由

気圧変化の環境的ストレスで過剰に働く交感神経。この交感神経がなぜ、痛みをもたらすのでしょうか？

通常、**交感神経は痛みを抑制する作用があり、なんらかのストレスを受けたときに高まります。**例えば、火事や地震などの災害時、逃げる途中でケガをしても、私たちは痛みをそれほど感じずに動くことができます。これは、強いストレスを受けたとき、交感神経が興奮することで痛みを抑える物質が分泌《ぶんぴつ》されるためです。ではなぜ、雨《あめ》ダルさんを悩ます天気痛は痛みが増すのでしょうか？これには二つの理由があります。

交感神経が活発になると血管が収縮して血行が悪化し、それが痛みにつながるとされますが、雨ダルさんが抱える頭痛や首痛などの痛みは、よくなったり悪くなったりをくり返す慢性痛です。そもそも痛みは交感神経を興奮させるストレスの一種。痛みをくり返すことで交感神経が優位な状態が続くと血流不足に陥り、酸素や栄養が行き渡らなくなります。すると痛みを引き起こす物質が発生し、痛みが強くなってくるのです。

そこに、**気圧変化という環境的ストレスがさらに加わる**と、一気に交感神経が高まって血行が悪化し、痛みを増幅させることでますます交感神経が興奮する……そんな悪循環に陥ってしまうのが一つめの理由です。

もう一つは、交感神経が痛みの神経に直接作用するケースです。通常、痛みの神経と交感神経が交わることはありません。ところが、慢性痛がある場合、この二つの間に連絡回路ができてしまう場合があるのです。これについてはウサギの耳で実験を行っています。

ウサギの耳を傷つけて慢性の神経痛状態にし、交感神経に刺激を送ったところ、通常なら反応しない痛みの神経が興奮を示しました。さらに、そのウサギの痛みの神経を調べてみると、**本来なら存在しない「アドレナリン受容体」が見つかった**のです。

交感神経は、興奮するとノルアドレナリンなどの神経伝達物質を放出して、情報を伝えます。それを受け取るためにはアドレナリン受容体が必要ですが、本来、痛みの神経にはそれがありません。ところが、慢性痛のウサギの痛みの神経には、ないはずのアドレナリン受容体ができていました。つまり、**慢性痛があると、痛みの神経にアドレナリン受容体が発生し、交感神経の興奮が直接伝わって痛みを感じる**ようになると考えられます。

そもそも、なんで？

私だけ自律神経が乱れるの？

気圧変化という環境的ストレスが自律神経に影響を与え、交感神経が過剰に働いて雨《あめ》ダル症状が現れる――このように、**天気がくずれることで雨ダルさんの体に痛みや不調が生じるしくみ**が、だんだんとわかってきました。では、なぜ雨ダルさんにだけこんなことが起こるのでしょうか？　どうして雨ダルさん以外の人たちは、気圧変化が起こっても自律神経が乱れないのでしょうか？

この謎を解くカギは、「**体のどこで気圧変化を感じているか？**」という問題にあります。「温度」や「湿度」は、皮膚にセンサーがあることはわかっています。ところが「気圧」については、私が天気痛の研究を始めたころ全く不明のままでした。ただ自律神経は、確実に気圧に反応しているのですから、体のどこかに気圧を察知するセンサーが必ずあるはずです。

その答えは、「メニエール病などの耳鼻科系の病気がある人は、天気の変わりめで症状が悪化する」という事実に隠されていました。

気圧変化を察知するのは「耳」

雨ダルさんの耳は気圧変化に弱い

耳鼻科系の疾患《しっかん》は天気のくずれで悪化しやすく、疾患がなくても気圧が変わると耳がつまる感じがします。だとすると**気圧を感じるセンサーは耳にあるのではないでしょうか？**

そんなヒントをくれたのは、私の研究室で実験を手伝ってくれていた学生たちでした。58〜59ジペーでこれについて行った実験も紹介しますが、耳、特に**耳内部の「内耳」が気圧変化を感じるセンサー**として重要な役割を担っているのではないかと考えられます。内耳のセンサーで気圧変化を察知し、その情報が脳へと伝わって交感神経が活発になり、慢性的な痛みや不調が悪化する、というメカニズムが推測できるのです。

もしそうだとすると、雨《あめ》ダルさんはこの「内耳センサー」が人より敏感なのでは？ 小さな気圧変化を敏感に感じ取ってしまうため、自律神経がほかの人より乱れがちなのでは？ **雨ダルさんの耳は気圧変化に弱いことが多く、これが自律神経を乱す重大原因ではないか**と気づいたのです。

健康な人に比べて

雨ダルさんは内耳がとても敏感

はたして、本当に雨《あめ》ダルさんは内耳が敏感なのでしょうか？　それを確かめるため、私は「めまいの出やすさ」を計測する実験を行いました。

めまいは、内耳に問題があると起こる代表的な症状ですが、実は簡単に人工的に起こすことができます。左右の耳の後ろに「乳様突《にゅうようとっ》起《き》」という出っぱった部位があり、そこに微弱な電流を流すとめまいが起こります。内耳に電気刺激が伝わり、内耳と脳をつなぐ前庭神経が興奮するためです。この実験を雨ダル症状がある人とない人に行って比べてみたの

○電気刺激でめまいを起こす方法

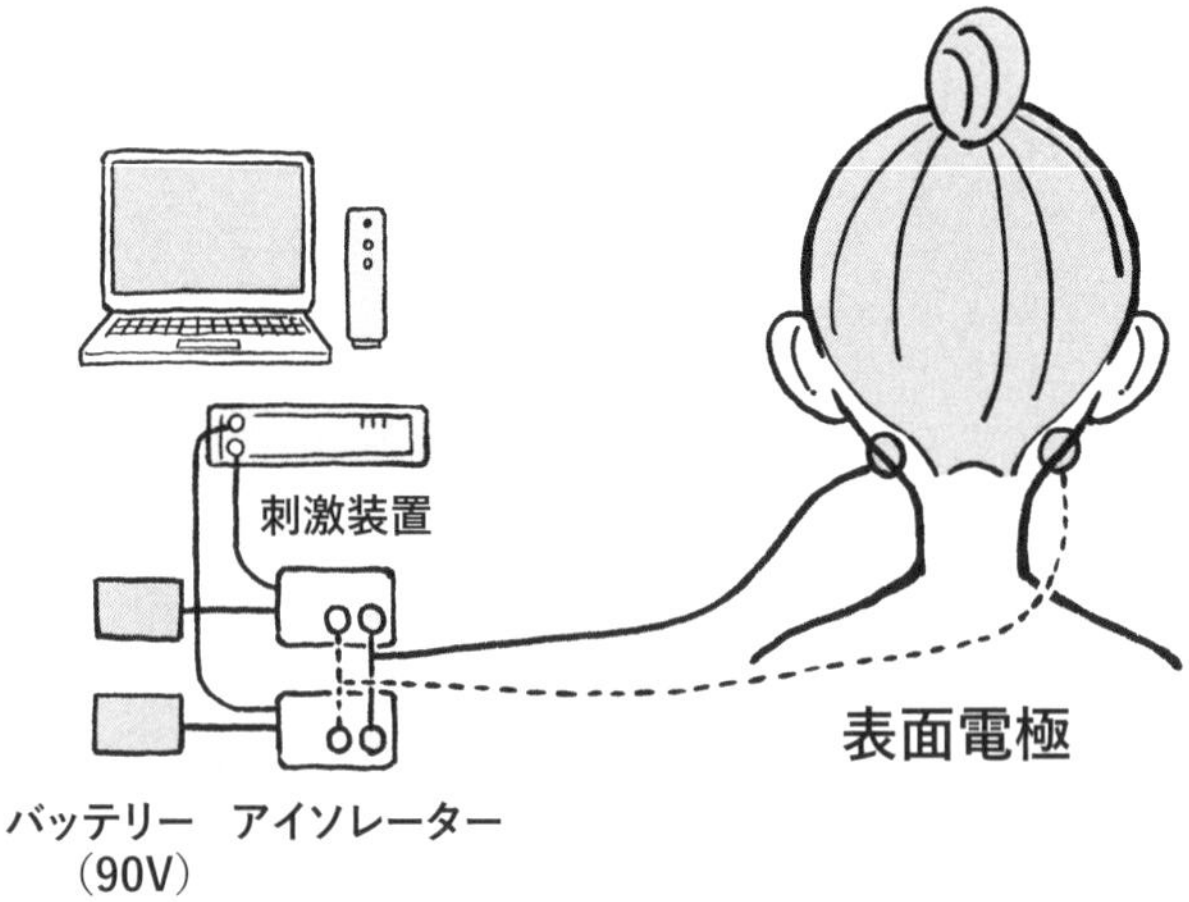

が、下の二つの図表です。

右図は「どのくらいの強さの電流でめまいが生じたか」を示したもので**雨ダルさんは、ごく弱い電流でもめまいを発症する**ことがわかります。

左図は、めまいを感じた後に電流を下げていき、「どのくらい長くめまいを感じつづけたか」を表しています。こちらも雨ダルさんは、そうでない人より長くめまいを感じていることがわかります。

これらのことから、やはり雨ダルさんの内耳は敏感で、少しの気圧の変化にも影響を受けやすく、その影響は長く続いてしまうことが明らかになったのです。

◎めまいの持続時間

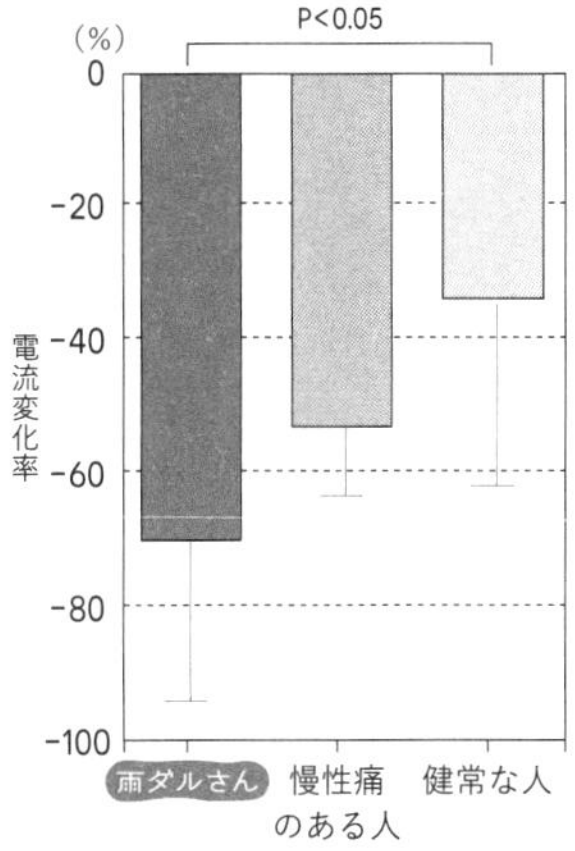

◎めまいが現れる電流の強さ

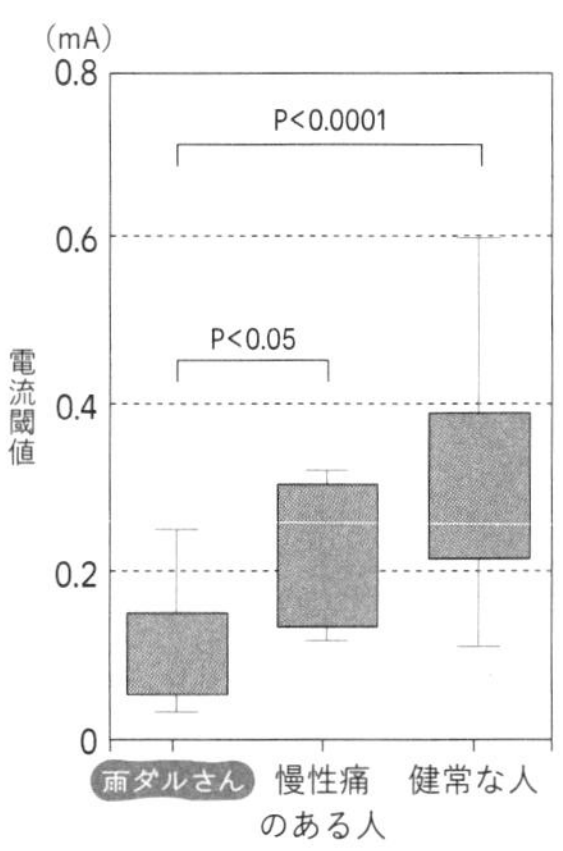

内耳の働きを調べてみました

耳が気圧センサーであることがわかる実験

「気圧を察知するセンサーは耳にあるのではないか」ということを前に述べましたが、ここで、内耳が気圧センサーであることをはっきり証明する実験を紹介します。ちょっと難しければ、読み飛ばしていただいてもかまいません。

気圧を操作できる空間に、手術でわざと坐骨《ざこつ》神経痛を発症させた慢性痛モデルのラットを入れ、気圧変化で足の痛みが強まるかどうかを観察します。痛み刺激の強さは「弱・中・強」で、それぞれ足を何回上げたか（＝痛みを感じたか）で計測し、「慢性痛の発症前」に1回、「発症後の低気圧状態に置かれる前」に1回、「低気圧中（グレーの範囲）」に2回、「低気圧後」に2回の計6回測定。その結果を表したのが左ページの右の図表です。

図表を見ると、**手術前〜手術後に足上げ回数は増えており、慢性痛の痛みが出たことを示しています。**気圧を下げていくと、「弱・中・強」すべての刺激で足上げ回数が増え、痛みがさらに増していることがわかります。また、気圧を戻すと足上げ回数は減り、痛みも治まっていくことが見て取れます。

○慢性痛モデルラット（右）と内耳を破壊した慢性痛モデルラット（左）の気圧変化による痛みの増減

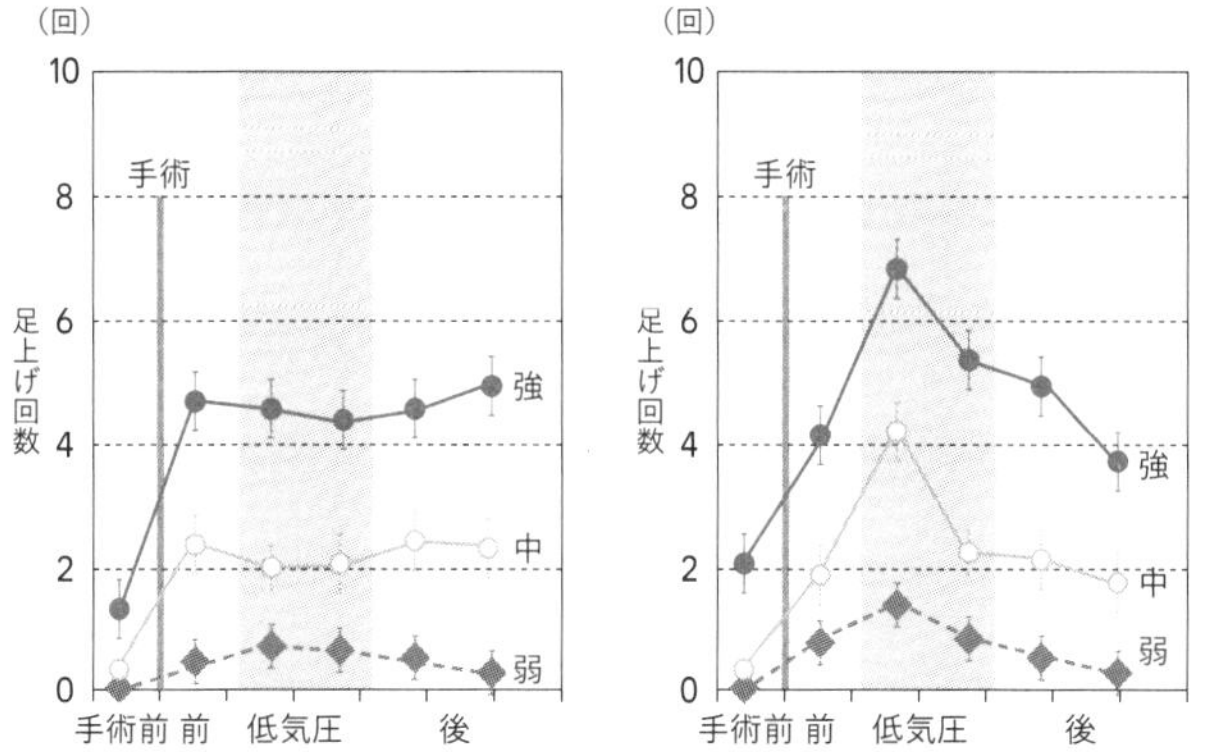

出典：Funakubo M, et al., European Journal of Pain 14 (1): 32-39, 2010, を改変

では、この慢性痛モデルラットの内耳を破壊し、同じ実験をしたらどうなるかを調べた結果が左の図表です。手術前と手術後では、内耳を破壊していない慢性痛モデルラットと同じですが、**気圧を下げると、内耳を破壊したラットと破壊していないラットでは大きな違いが現れます。**内耳を破壊したラットは、気圧を下げても足上げ回数はいっこうに増えない（痛みが増強しない）のです。

つまり、内耳が働かなければ気圧を察知せず、痛みも増強しない。裏を返せば、気圧を察知するセンサーは内耳に存在するということなのです。

長いこと原因不明だった雨《あめ》ダル症状の発症のしくみが、これで解明されたのです。

耳の気圧センサーが過剰反応

気圧が低くなると自律神経が乱れる

天気がくずれると気圧が徐々に下がり、雨《あめ》ダルさんの内耳の気圧センサーがそれを敏感に察知。そして、その情報がある種のストレスとして**内耳から脳へと伝わり、**あれよあれよというまに雨ダルさんの**自律神経が乱れはじめて雨ダル症状が現れます。**

前にも述べたように、自律神経の乱れは「ストレス」で引き起こされます。気圧変化がなぜストレスとして脳に伝わるのか、もう少しくわしく見ていきましょう。

前ページの慢性痛モデルラットの実験には続きがあります。内耳で気圧変化を察知した後、脳にその情報が伝わるかどうかを確かめる実験を行いました。

調べたのは、内耳と脳をつなぐ「前庭神経」。気圧変化によってこの前庭神経の活動が活発になれば、内耳から前庭神経を伝わって脳へと情報が届いているはずです。結果はやはり、気圧を下げていくと主に内耳にある三半規管という場所に分布している前庭神経が興奮を示しました。

前庭神経は、平衡感覚をコントロールする神経です。体が傾いたり、回転したりすると

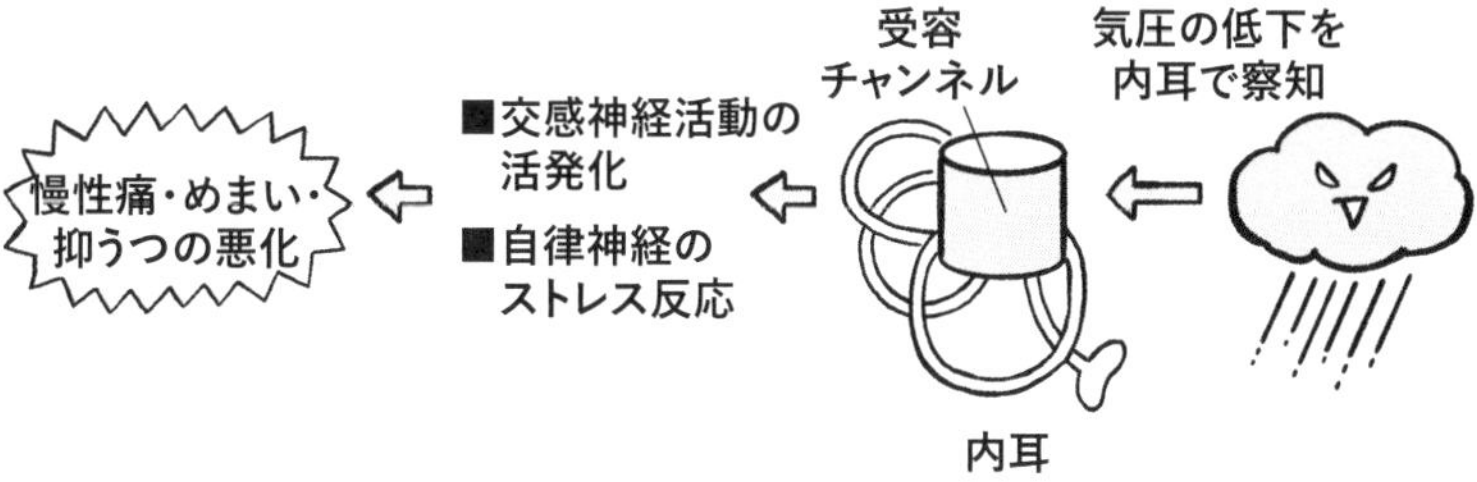

前庭神経が反応し、それが脳に伝わります。

もし、体の傾きや回転と同じように気圧の変化が前庭神経に影響を与えるとしたら……。

実際に体は回転していなくても、「前庭神経が反応しているから体が回っているんだ」と脳がかん違いし、混乱します。この**混乱が「ストレス」となり、過度に交感神経が興奮して、自律神経を乱す**のではないかと考えています。

このような気圧変化によるストレス以外にも、日常生活には多くのストレスが潜んでいます。これらのストレスに自律神経が対処できずに乱れると、余計に天気痛は出やすくなってしまいます。内耳の敏感さに加え、**「自律神経の乱れやすさ」も雨ダル症状を悪化させる重大原因**の一つといえるでしょう。

雨ダルさんは

自律神経の切り替えがうまくいかない

ここでもう少し、ストレスと自律神経の関係についてお話ししましょう。

自律神経はストレスを感じると、副交感神経から交感神経へと切り替わります。**ストレスは、いわば自律神経を切り替えるスイッチの役割を担っているのです。**

例をあげると、うだるような夏の日には「暑さ」というストレススイッチで自律神経が切り替わり、交感神経が活発になって汗をかきます。私はこれをストレス反応と呼んでいますが、体は汗をかくことで体温を調節し、暑い環境に自力で適応しているのです。

「ホメオスタシス（恒常性の維持）」という言葉をご存じでしょうか？　外部の影響があっても体内環境を一定に保つしくみをいい、自律神経はまさに、**このホメオスタシスを遂行するために働いています。**そう考えると、ストレスは決して悪者ではありません。本来、私たちはストレスを上手に利用して暮らしているのです。

でも、雨《あめ》ダルさんたちは「ストレスで自律神経が乱れてつらい不調が出るじゃないか」と思っていませんか？　実はこれ、ストレスのせいというより、自律神経がうまく切り替わっていないため。現代人の生活は、夏は冷房で涼しく、冬も高断熱の住宅で暖かく過ごせます。一年中、一定の気温で自律神経を切り替える必要がなくなっているのです。**温度変化が少ない状況で体を甘やかしていると、自律神経の切り替えが鈍くなり、不安定になることでストレスにうまく反応できなくなるのです。**雨ダルさんの中には、こうした理由から自律神経が乱れている人が多いのではないでしょうか？

もう一つ、自律神経がうまく働かない原因として「慢性痛」があります。慢性痛の人は常に痛みというストレスがあるのだから交感神経が興奮しているはず……と思いきや、調べてみると「交感神経の活動がものすごく弱い」ことがわかっています。

それなのに、なぜ痛みがあるかというと、アドレナリン受容体がたくさんできてしまったため。交感神経の活動が弱く、放出するノルアドレナリンが少ないから、ちょっとの量でもキャッチできるよう受け取る側のアドレナリン受容体を増やしてしまったのです。

ここで問題なのは、「交感神経の活動が弱いということは、自律神経がストレスにまともに反応できていない」ということ。**雨ダルさんは慢性痛があることでも、自律神経の切り替えがうまくいかなくなっているのです。**

もうこんな生活いやだ!

大丈夫です。改善策、見つけました

さて、少々難しい話が続きましたが、おわかりいただけたでしょうか。**雨《あめ》ダルさんの体に何が起こっているかが見えてくると、少し安心しませんか? それとも、「自律神経の乱れ」といった新たな問題が浮上し、不安な気持ちでしょうか。**

でも、大丈夫です。**雨ダル症状は、対策をすればよくなります。**完治しないまでも、日常生活でも苦にならない程度にまで改善します。くわしくは次章から説明するとして、ここでは大まかな方針を紹介します。

雨ダルさんは、もとから慢性痛(頭痛持ちなど)のある人が多いので、痛みをいきなりゼロにしようと思ってはダメ。次のような3段がまえで、痛みを徐々に克服しましょう。

①天気の変化(気圧の変化)を察知して、急な痛みの増加を予防する。
②痛みについて理解し、治療やセルフケアでコントロールする。
③痛みの原因となる病気があればそれを治す、または原因となる生活習慣を改善する。

慢性痛と雨ダルさんの痛みの変化

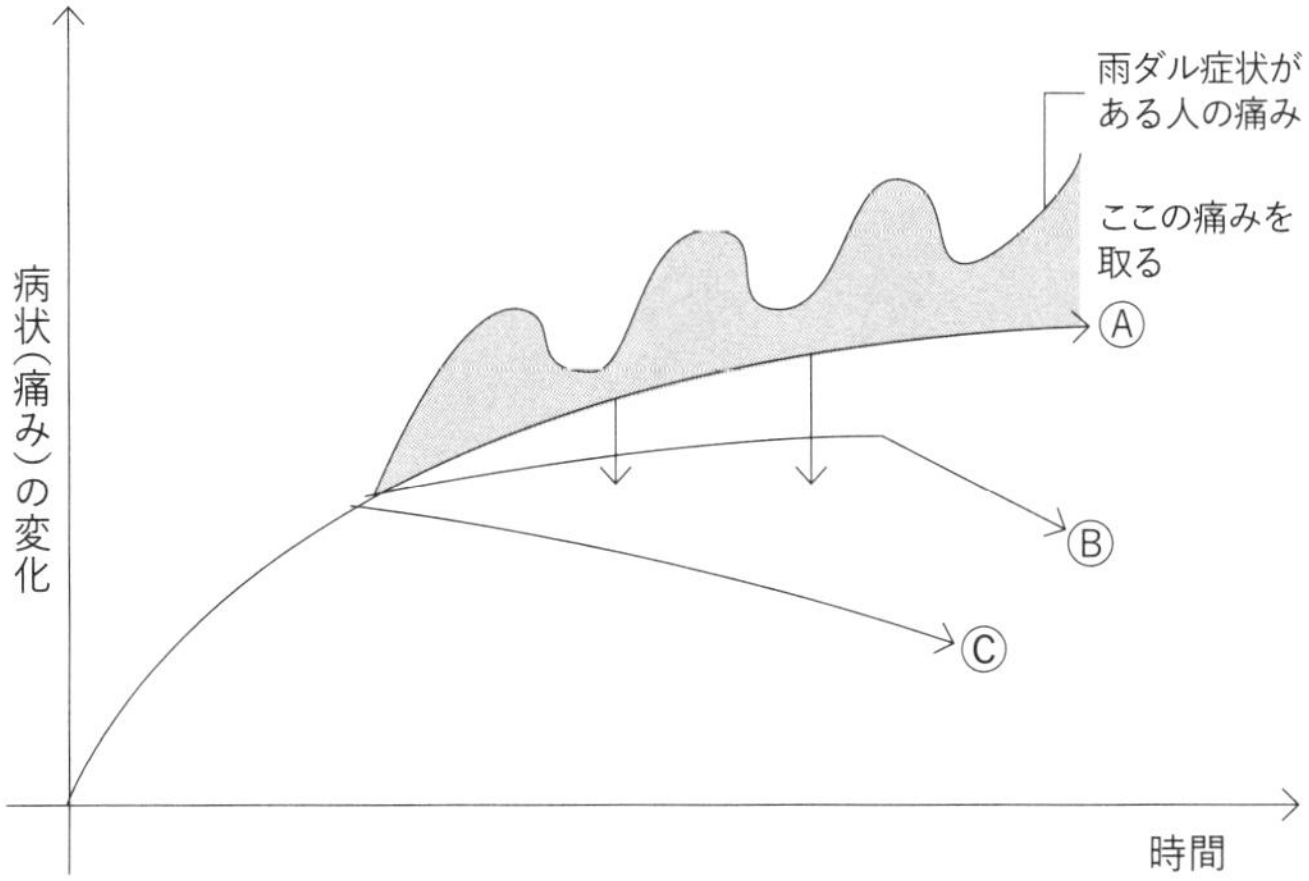

上の図表にある曲線は雨ダルさんの痛みの変化です。Ⓐは慢性痛が悪化しつづける人、Ⓑは慢性痛を途中で治療した人、Ⓒは慢性痛だったが自然に改善した人、そしていちばん上の波形部分が天気で増強した痛みです。この波形部分を抑えることができれば、徐々にⒷ〜Ⓒのレベルへと痛みが改善されていきます。これが①の予防策です。

また、痛みの実態を理解し、痛みをコントロールできるとわかれば、痛みの怖さが減って前向きに治療に取り組めます(②)。そして、最終的には痛みのもととなる病気や生活習慣を根本的に改善しましょう(③)。

それには、**自律神経をきちんと整えること**も大切になってきます。

雨ダルさんを放置するとどうなる？

雨《あめ》ダル症状は適切な対処をすれば改善されますが、もし**何もせずに放置していたら**……それはそれは**大変なことに発展する危険性があります。**

雨ダル症状が年々悪化し、痛みの原因も複雑になって、スーパー雨ダルさんになる可能性も。また、もし自分が雨ダルさんだと気づかず痛みに耐えつづけていると、不安感が強くなり、体のみならず心にまで悪影響を及ぼすことがあります。

放置するとどうして痛みが悪化するのか。それは、これまで述べた雨ダル症状が起こるメカニズムを思い出せば明らかです。気圧変化というストレスで交感神経が活発になり、血管が縮小して血流が低下し、痛みが生じます。痛みそのものも交感神経を興奮させるストレスになるため、痛みが起こるとさらに血行が悪くなって痛みが増幅し、これを放置すると……**危険すぎる痛みの「負のスパイラル」に陥ってしまう**のです。

こうした痛みの慢性化が続くと、今度は交感神経の活動が極端に弱まり、自律神経がうまく働かなくなります。こうなると痛みは複雑化し、自律神経が乱れ切ってしまうため、ほかのさまざまな不調にも悩まされてしまいます。

雨ダルさんはまず、信頼できる医師に相談するとともに、次章の対策を始めてください。

本書をお読みのみなさんは、恐らくご自身が雨ダルさんとわかっているはずです（もしくは家族や友人が雨ダルさんでしょうか）。雨ダルさんと気づいている人はとてもラッキーです。雨の日、気圧変化で体の不調が起こる事実を知らず、病院へ行っても診断がつかない……そんな天気の影響で痛みが出ることに気づいていない人は、謎の体調不良に一生悩みつづけてしまう可能性もあるのです。

突然（本人は天気の影響と気づかず）、激しい頭痛やめまいに襲われて、「重い病気ではないか」と神経内科や脳神経外科で検査をするけれど、なんの異常も見つからず「安心してください」などと医師にいわれます。けれども痛みは続き、整形外科や鍼灸《しんきゅう》、マッサージを試してみたり……。そうこうするうちに痛みはひどくなり、精神的にも落ち込み、心療内科へ行きつく……そんな雨ダルさんがおおぜいいます。

私は、雨ダルさんのつらさをよく知っているからこそ、**少しでも雨ダル症状を軽くしてもらいたい、多くの人に理解してもらいたい**と思うのです。みなさんも、気圧変化で雨ダル症状が起こることをぜひまわりの人に伝えてください。

「雨ダルさん」カルテ①

他人には伝わりにくい 慢性痛の「痛み」

「痛み」は本人しか感じないし、感じ方もさまざま。そのため、他人にはわかりづらく、理解されにくいものです。私は痛みの度合いを「最大・最小・平均・今」の４つに分類し、０～10の数値で表してもらっています。吉田智子《よしだともこ》さん（仮名・25歳）は、雨の前日に起きる頭痛に悩んでいたため、痛みの度合いを記入してもらうと「最大４・最小２・平均３・今２」と比較的軽症に思える数値でした。ところが、慢性痛の痛みはこれだけでは評価できません。痛みで生活の質がどう変わったかを見る「疼痛《とうつう》生活障害評価尺度」、痛みで気持ちがどう変わったかを見る「精神的状況尺度」、痛みがあってもやっていけるかを見る「自己効力感」もセットで評価しないと本当の痛みを理解できないのです。

吉田さんの場合、雨《あめ》ダル症状が生活の質にはさほど悪影響を及ぼしていなかったものの、精神的に苦しくこれ以上の我慢が難しい状況でした。そこで次章で述べる雨ダル対策の「くるくる耳マッサージ」などを実践してもらったところ、徐々に痛みがなくなり、気持ちも前向きになりました。「痛みの度合い」と「具合の悪さ」には開きがあるため、雨ダルさんのつらさは他人に理解されにくいのです。

「雨ダルさん」カルテ②

天気痛がもたらす恐ろしい結末

鈴木陽子《すずきようこ》さん(仮名・43歳)は10代のころから頭痛持ちで、突然ひどい頭痛がして吐いてしまったり、首や腰に耐えられないほどの痛みを感じることがあったそう。実際には雨が降っているとき、または雨の前に症状が出たそうですが、自分が雨《あめ》ダルさんだとは気づいていませんでした。あまりに激しい頭痛なので心配になり、脳神経内科で検査を行いましたが異常は見つからず、医師からは「ようすを見てください」といわれたそうです。

その後、「昔傷めた首が原因かもしれない」と考え整形外科を受診。今度は「ストレートネックが原因かもしれません」といわれ、痛み止めの薬と筋弛緩《しかん》剤を処方されましたが、鈴木さんの場合は効果は現れなかったそうです。

鈴木さんの頭痛は悪化するばかりで職場を休みがちになり、病院で「うつ病」と診断されたといいます。ちょうどそのころ、私のことを知って治療を受けにきてくれました。私は話を聞いて、鈴木さんが雨ダルさんとわかったので、適切な治療を施し、セルフケアも行ってもらい、半年後には改善しました。あのまま放置していたら、鈴木さんは今もまだ苦しんでいたのではないでしょうか。

「雨ダルさん」カルテ③

サボりと思われてしまう……大人と子供で違う片頭痛の症状

菊池莉子《きくちりこ》さん（仮名・16歳）は、母親に連れられて私の外来にきました。小学生のころから雨の前日に頭痛で悩むようになり、中学校に入ると症状が悪化して学校を休みがちになったといいます。そのせいで人間関係もうまくいかず、それがストレスになって、頭痛はさらに悪化しました。

しかし、お母さんは莉子さんの頭痛が大人の頭痛とは違うと感じていました。なぜなら、莉子さんは突然「頭が痛い」と寝込むのですが、２時間後にはケロッと起きるのです。話をよく聞くと、莉子さんの頭痛は光や音、においなどのきっかけで起こっていました。

私は、莉子さんの頭痛は子供特有の片頭痛で、それが雨ダル症状を引き起こしていると考えました。大人の片頭痛と子供の片頭痛は症状が少し異なり、大人は痛みが数時間～数日間続きますが、子供はたいてい２時間程度。その後はケロッと治ってしまうのです。

子供の場合は、薬で一度症状が軽くなると精神的にも明るくなり、みるみる改善していきます。莉子さんの場合も同様で、天気がくずれる前に薬を服用する予防策が功を奏し、２ヵ月後には学校にも元気に通えるようになりました。

第2章

雨ダル症状を抑える

気圧センサーの「耳」を回して温めましょう

もうすぐ雨が降りそう……

予兆が現れたらすぐ対策を

雨《あめ》ダルさんの内耳は敏感です。そのため、「もうすぐ雨が降りそう」「台風が近づいてきた」といった天気の変化をいち早く察知。その後、激しい頭痛やだるさなどの症状に見舞われます。このつらい雨ダル症状を防ぐには、どうしたらいいのでしょうか。まず**大切なことは、本格的な症状が現れる前、つまりは予兆に気づくこと**です。「予兆？ そんなの感じたことない」……そうおっしゃる方も多いと思いますが、よくよく思い出してみてください。

・眠くもないのに生あくびが出る
・立ち上がったときにフラッとめまいが起こる
・キーンやボーンなど、かすかに耳鳴りがする
・こめかみのあたりが軽くズキズキする
・肩に重りが載っているような重だるさが現れる
・カゼのような症状が現れる

雨ダルさんにはどんな予兆が現れる？

吐きけ

胸の辺りがむかむかして、吐きけがする

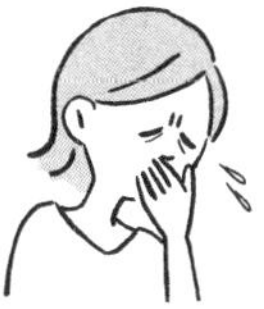

めまい

ぐるぐる回るように感じたり、浮遊感や物が二重に見えたりする

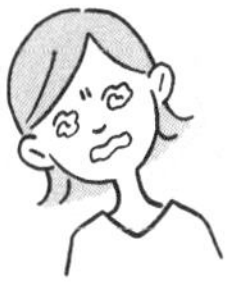

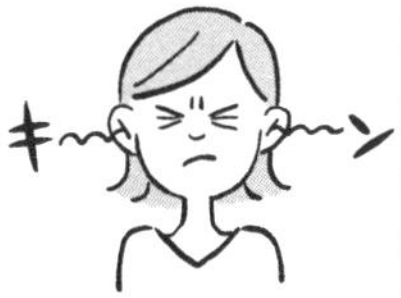

耳鳴り

周囲の音とは異なる雑音や異音が、突然聞こえてくる

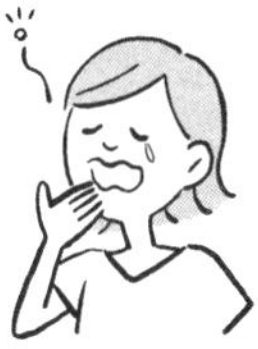

生あくび

疲れや眠けを感じていなくても、体調不良を自覚する前に起こる

このようなちょっとした体調の変化に気づいた後、頭痛やめまいなどが起こったことはないでしょうか？

それらは雨ダル症状の予兆であり、放置するとつらい痛みなどが現れるのです。雨ダルさんはこれらの**予兆をいち早く感じ取り、タイミングよく対策を講じること**がとても重要になります。「もうすぐ痛くなるよ」「雨ダル症状が始まるよ」と、**体がわざわざ教えてくれているのを、みすみす逃す手はありません。**

第4章で述べるようにタイミングよく薬を飲むことが大切ですし、この章で解説するマッサージなども効果を発揮するので、実践してみてください。

まずは気圧センサーの耳を刺激!

自律神経の乱れを正しましょう

頭痛やめまいといった雨《あめ》ダル症状の予兆が現れたら、発症を力ずくで防ぎましょう。では、いったいどのような対策をすればいいのでしょうか。

雨ダル症状は天気が悪化するさいに気圧が変化し、その影響で自律神経が乱れるために起こると述べました。雨ダルさんは気圧の変化を察知すると、体を活動的にする交感神経が過剰に優位になって血管が収縮します。すると血行が悪くなってしまい、結果的に雨ダル症状の発症につながります。

そこで、ぜひ実践していただきたいのが**耳の血行をよくすること。**なぜなら、気圧の変化を察知するのは耳内部の内耳であり、第1章でも述べたような**血行の悪化が雨ダル症状の発症に関係している**からです。予兆を感じた段階で、内耳の血行は悪くなりはじめているので、そこを刺激して血行をよくしようというわけです。

内耳の血流をよくするために私が考え出した秘策があります。名づけて「くるくる耳マッサージ」。お手軽なマッサージですが、これがかなりの効果があるのです。雨ダル症状の予兆が現れたとき、もしくは、予兆がなくても天気予報で「明日雨が降る……」とわかったときなどは、このくるくる耳マッサージを予防策としてやっておくと、頭痛やめまいを防げる人もいます。

めんどうなことは一切なく、やり方はいたってシンプルです。両耳を手でつまみ、上下に軽く引っぱり、くるくる回すだけという、わずか1分ほどのマッサージです。マッサージを行った後は、耳の血行がよくなったことが実感でき、ポカポカしてきて心地よくなるはずです。しかも、この「ポカポカ感」が一時的ではなくて長く持続します。何も準備する必要がなく、いつでもどこでもササッと行えます。

一つだけ覚えておいてほしいことは、**くるくる耳マッサージをある程度の期間続けた後、雨ダル症状が緩和されたとしても、油断してはいけません。できれば継続してくるくる耳マッサージを行い、日課にすることが重要**です。

毎日、入浴後の血行がよくなったとき、朝起きて朝日を浴びたときなど、マッサージを行う時間帯を決めておくことが長続きさせるポイント。そうすることで、自律神経の乱れが少しずつ整い、雨ダル症状が起こりにくくなるのです。

くるくる耳マッサージとは？

～内耳の血行をよくして、雨ダル症状を防ぐ～

いつやるの？

・体調の変化を感じ取ったとき。
・予兆がなくても、近々雨が降る（気圧が下がる）ことがわかったとき。
・時間を決めて行うなど、ふだんから日課にする
・血行がよくなっているお風呂上がりに行うのがベスト。日課にすることで、自律神経の乱れが起こりにくくなる可能性も！

※お風呂上がりに血行がよくなり、めまいが起こる人もいます。その場合は、違う時間帯にマッサージを行いましょう。

くるくる耳マッサージに加えて、生活習慣も見直そう

・規則正しい食生活をする（食事量でいえば朝食はしっかり食べて、夕食は減らす）。
・ストレッチなどの軽いエクササイズを行う。
・ストレスをためすぎず、夜はしっかり眠る。
以上は自律神経の乱れを防ぐために必要です。

注意点

耳を引っぱりすぎない

負荷をかけすぎることは基本的に逆効果。気持ちいいと感じる程度の力加減で行いましょう。

手や耳はなるべく清潔な状態で

爪《つめ》が伸びていたり汚れていたりすると、耳の中に細菌が入って感染症を招く可能性があります。

痛みを感じたら中止する

耳に違和感や強い痛みを感じる場合は、耳に異常がある可能性があります。痛みが引かないときは、医療機関で相談しましょう。

耳が硬い＝体が弱っている

東洋医学では、耳が硬い＝体が弱っているサイン。健康状態のチェックにもなるので、1日1回の耳マッサージをおすすめします。

くるくる耳マッサージのやり方

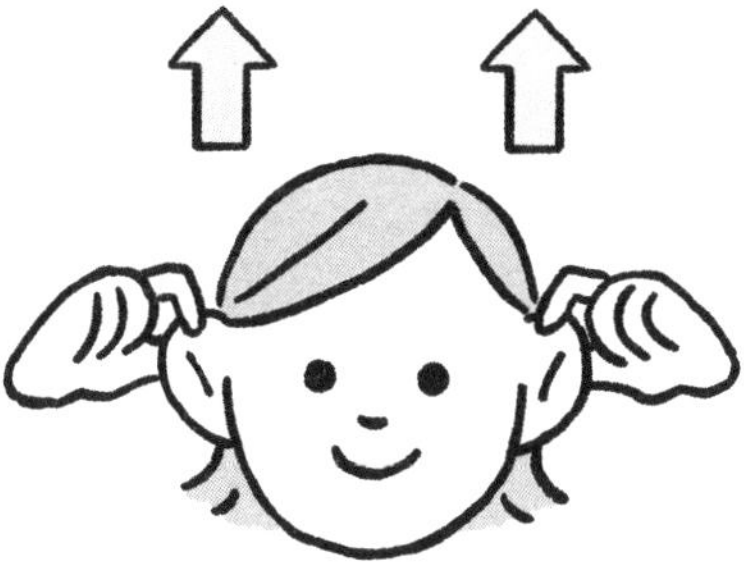

1 耳の上部をつまみ、上に引っぱる

両手で耳の上部を軽くつまみ、5秒間かけて耳を上に伸ばすような感覚で、ゆっくりと上に引っぱる。

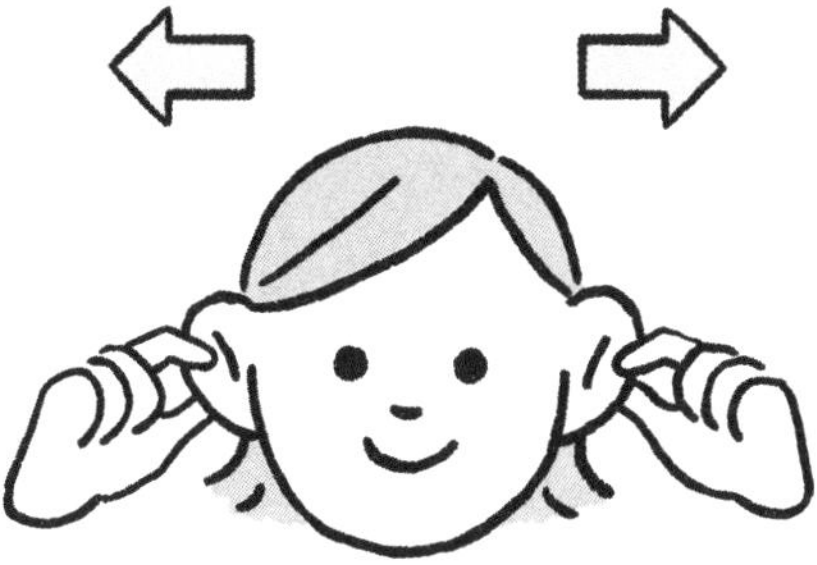

2 耳の真ん中をつまみ、体の外側に引っぱる

両手で耳の真ん中を軽くつまみ、5秒間かけて耳を体の外側に伸ばすようにゆっくりと行う。

◀ 次㌻に続く

くるくる耳マッサージのやり方（前㌻の続き）

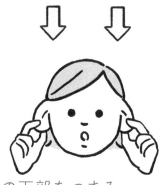

3 耳の下部をつまみ、下に引っぱる

両手で耳の下部を軽くつまみ、5秒間かけて耳を下に伸ばすような感覚で、ゆっくりと下に引っぱる。

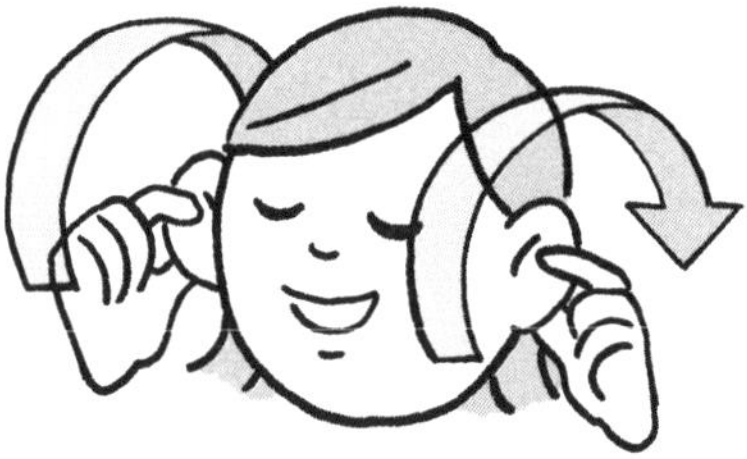

4 耳を外側に引っぱりながら後ろに回す

両耳の真ん中部分を軽くつまみ、体の外側に耳を引っぱった後、体の前から後ろに向かって5回アーチを描くように回す。ゆっくりと回すことがポイント。

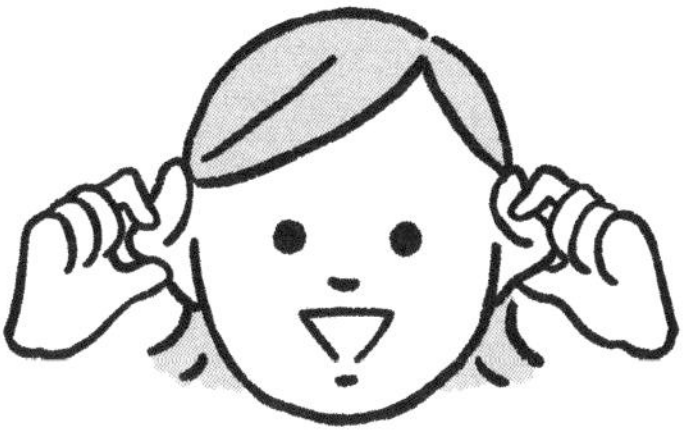

5 耳をたたむように閉じる

両耳の後ろを指で覆い、ゆっくりと耳をたたむようにふさぎ、5秒間キープする。このとき、あまり力を加えずやさしく包み込むように行うのがコツ。

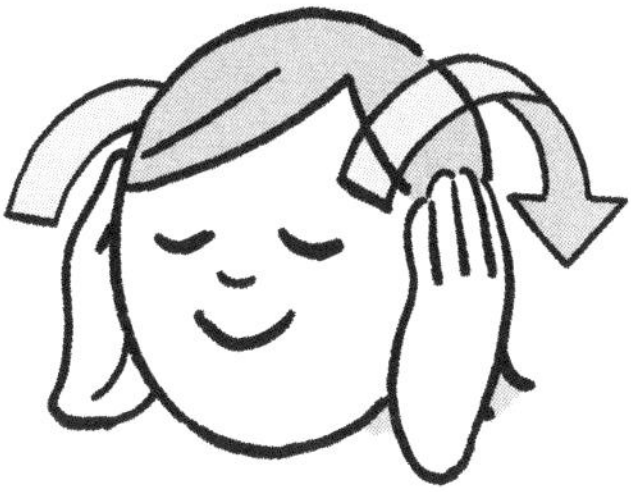

6 手のひらで両耳を覆い後ろに回す

手のひらを開いた状態で、両耳にゆっくりと添えます。円を描くイメージで、前から後ろへゆっくりと5回耳を回す。

くるくる耳マッサージの効力アップ法

耳の血行をよくする「耳温熱」

くるくる耳マッサージは、いかがでしたか？　耳がポカポカと温まってきませんか？　くるくる耳マッサージはとてもよく効くセルフケアですが、さらに血行をよくする効力アップ法があります。それが、**耳をシンプルに温めるだけの「耳温熱」**です。

やり方は2通りあり、一つはぬれタオルで温める方法です。ハンドタオルなど小さめのタオルをぬらして軽く絞り、耐熱性のポリ袋に入れて電子レンジで1分間加熱します。温まったタオルを片側ずつ耳に当て、耳と耳のまわりを温めてください。

もう一つはペットボトルを使う方法。この方法は、鍼灸《しんきゅう》師の若林理砂《わかばやしりさ》先生が推奨する「ペットボトル温灸」を参考にしています。ホット専用のペットボトルに、100㍉㍑《ミリリットル》の水と200㍉㍑《ミリリットル》の熱湯を順番に入れた後、上下に振って水と熱湯をまぜて両耳に当てるだけ。**ポイントは、「完骨《かんこつ》」という耳の後ろにあるツボに必ず当てること。**完骨は首から頭の血行をよくするツボで、頭痛やめまいの改善に役立つとされており、寒い季節、耳が冷えているときなどにもおすすめ。**くるくる耳マッサージとあわせて**実践してください。

耳温熱のやり方

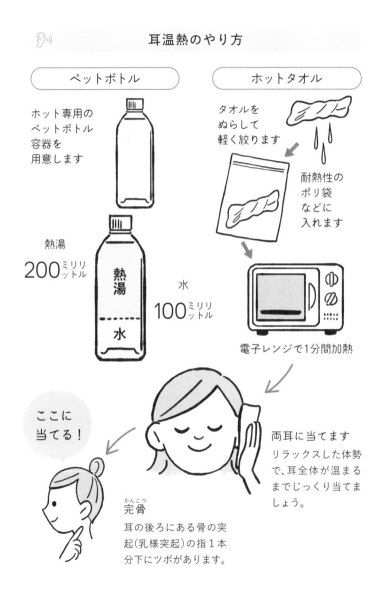

ペットボトル

ホット専用の
ペットボトル
容器を
用意します

熱湯
200ミリリットル

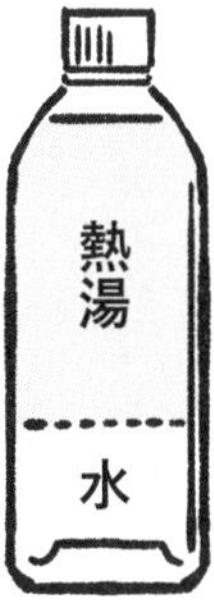

水
100ミリリットル

ホットタオル

タオルを
ぬらして
軽く絞ります

耐熱性の
ポリ袋
などに
入れます

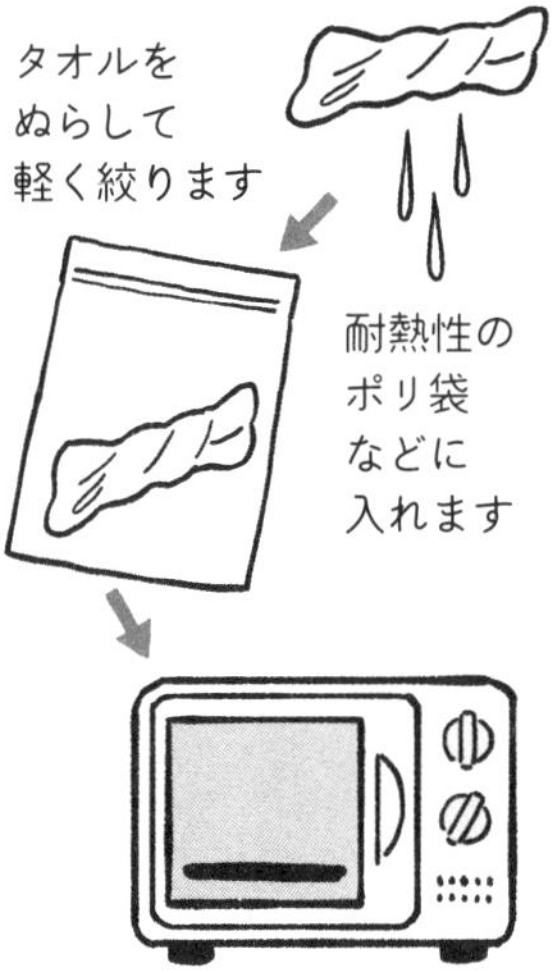

電子レンジで1分間加熱

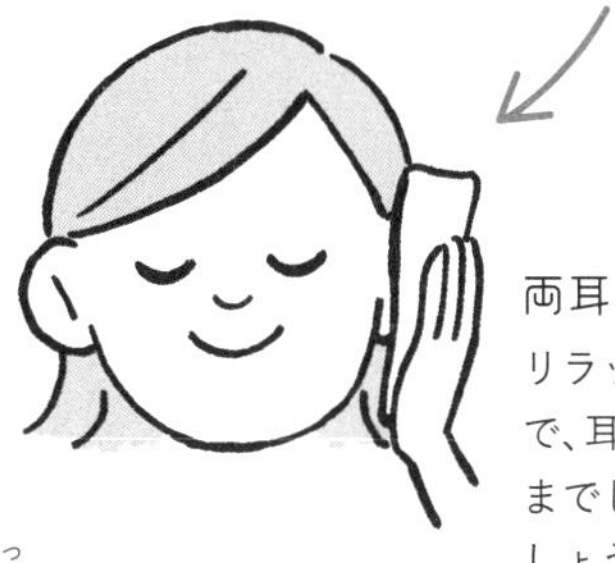

両耳に当てます
リラックスした体勢で、耳全体が温まるまでじっくり当てましょう。

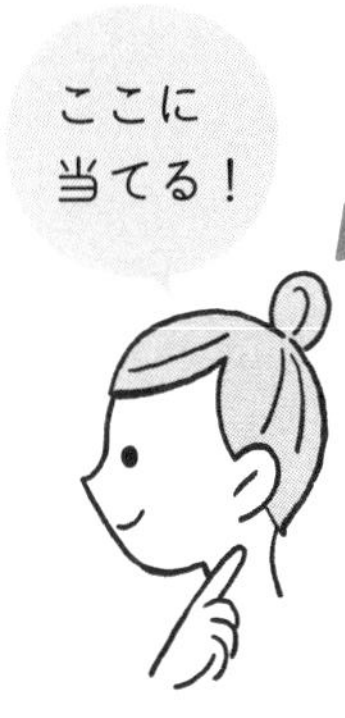

完骨《かんこつ》
耳の後ろにある骨の突起(乳様突起)の指１本分下にツボがあります。

緊急対処にもおすすめ

耳温熱で雨ダル症状が緩和する場合も

「くるくる耳マッサージ」と「耳温熱」は併せて行うと、効力アップにつながります。内耳の血行がよくなり、自律神経の乱れを整えるのにも役立ちます。頭痛は薬に頼りがちですが、**これらの方法を続けていれば薬を飲む量を減らせる可能性もあります。**薬が減れば副作用の心配も少なくなるので、妊婦さんや持病を抱える人にもおすすめです。

何度もいいますが、**行うタイミングは予兆を感じたとき、もしくは天気がくずれる前**が基本です。なぜなら痛みというものは、すでに出はじめてしまうとなかなか治まらないものだからです。早め早めの対策がベストです。とはいえ、みなさんの中には予兆の段階で気づかずにくるくる耳マッサージをやり忘れた！という人もいるでしょう。

すでに痛みが出ていたら薬を飲み、緊急対処法として耳温熱を実践してください。具合が悪いときは、耳を温めるとめまいや吐きけが引くこともあります。

人によって異なりますが、くるくる耳マッサージと耳温熱は、日課として2週間〜1ヵ月続けると、めまいや耳鳴り、頭痛などが軽減します。中には「マッサージをやったらすぐに耳鳴りが消えた！」と喜ぶ雨《あめ》ダルさんもたくさんいます。

耳温熱はこんなときにおすすめ！

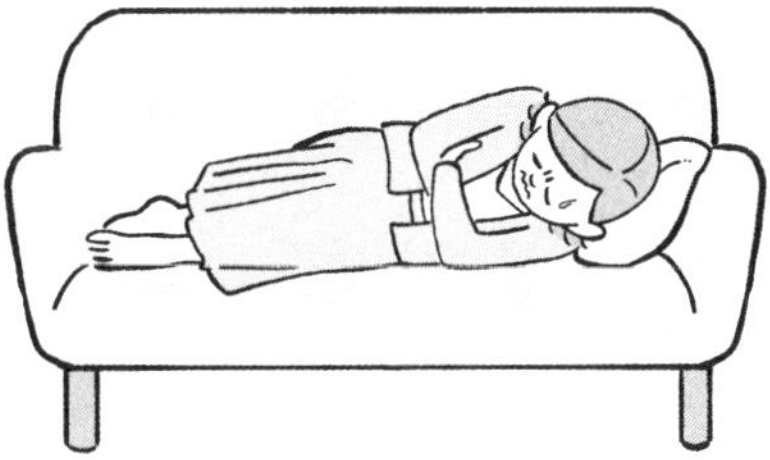

雨ダル症状の緊急対処法として

頭痛などの雨ダル症状が急に現れたときは、耳温熱を試してみましょう。薬を飲み忘れたときにもおすすめです。

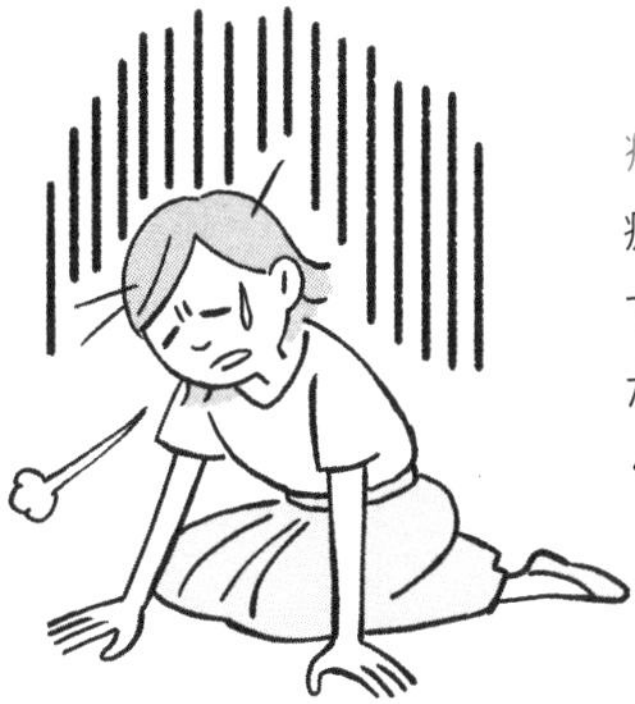

疲れているとき

疲れを感じたときも特におすすめ。なるべくリラックスした状態で耳温熱をやってみてください。

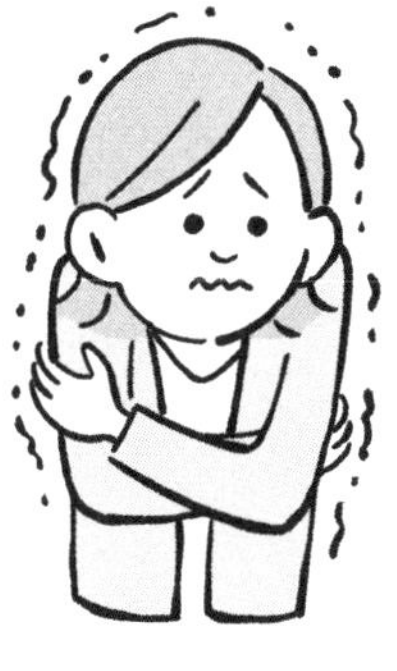

冷えを感じたとき

寒い季節は耳が冷えがち。冷えに気づいたら、こまめに耳温熱をしましょう。温かい飲み物を飲むついでに耳に当ててもいいでしょう。

温めても効かない……

そんなときは耳後ろのツボを刺激

みなさんは「ツボ」についてどのくらいご存じですか？　ツボは東洋医学で「経穴《けいけつ》」と呼ばれ、「血《けつ》」や「気」などが滞るポイントとされます。そのポイントを押したり温めたりすることで、血や気の循環をよくして症状を緩和しようというのがツボ刺激です。

ここでは、雨《あめ》ダルさんにぜひ知っておいていただきたい、**耳の後ろのツボ刺激**を紹介します。**自律神経の乱れを整えるのに役立ち、雨ダル症状の発症予防**に活用できます。

耳にはものすごい数のツボがあり、くるくる耳マッサージや耳温熱でも相当な数のツボを刺激できているのですが、それに加えてぜひ雨ダルさんに知っていただきたいツボが耳の後ろにあります。それが、**「頭竅陰《あたまきょういん》」「完骨《かんこつ》」「翳風《えいふう》」の三つ**です。

乳様突起という出っぱった骨の近くにあり、乳様突起の上のくぼみあたりにあるのが「頭竅陰」、乳様突起の指幅1本分下にあるのが「完骨」、耳たぶのつけ根あたりのくぼみにあるのが「翳風」になります。

この三つは、**自律神経の乱れからくる頭痛やめまいなどに効くツボ**で、雨ダル症状の改善にとても役立ちます。突然、痛みに襲われるような緊急時、またはくるくる耳マッサージや耳温熱があまり効かないときなどに、このツボ刺激を試してみてください。

やり方は、左右の人さし指で軽く押すのが最も手軽です。**いつでもどこでも簡単にできるので、デスクワークや家事の合間**に、ふだんから刺激するといいでしょう。

また、耳温熱のように温める刺激もおすすめ。オレンジ色のふたのホット専用ペットボトル容器に100ミリリットルの水と、200ミリリットルの熱湯を入れ、ツボに当てます。「熱い」と感じるまで数秒当て、一度離します。このツボ刺激を3～4回くり返すといいでしょう。

耳後ろのツボの位置と刺激法

ツボ押しのコツや注意点

ツボを押す場合は、適度に力を入れて5～6秒間押しましょう。ただし、ツボを刺激したことによって血行が急激によくなり、症状や痛みがひどくなる場合もあります。体調が悪化した場合は、ただちにツボ押しをやめて安静にしましょう。

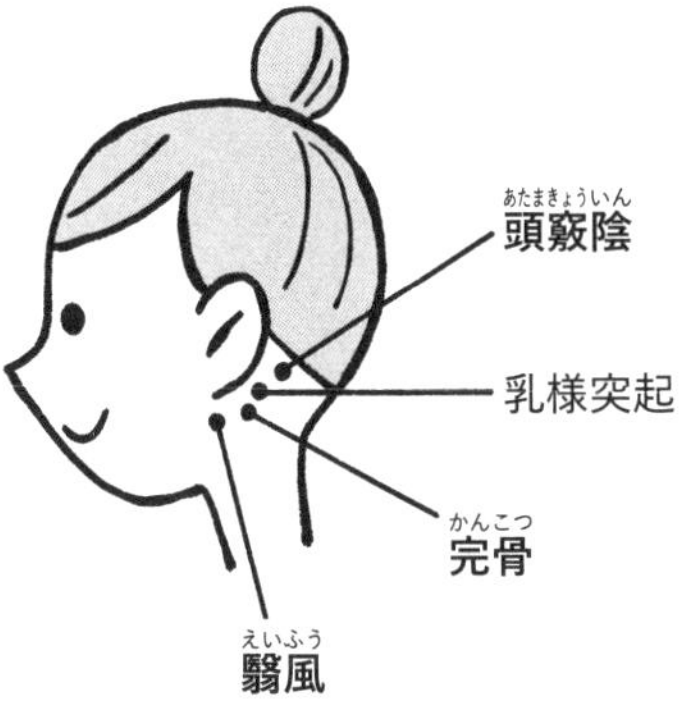

手首のツボも緊急対処に活用しよう

米粒を貼って刺激するのもおすすめ

自律神経を整えるツボは耳の後ろ以外にもあります。一つは手首にある「内関《ないかん》」というツボ。手首の内側にあり、手のひらと手首の境目にあるシワから指幅3本分ひじの方へ進んだあたりに位置します。押してみてズーンと響くような感覚があれば、そこが内関のツボです。乗り物酔いに効くツボとしても有名で、平衡感覚を正常に戻す効果があるとされます。**めまいなどの雨《あめ》ダル症状がある人は、予兆を感じたら内関を刺激してください。**

内関は両手首にありますが、押したときに、より痛かったり重だるく感じたりする側をメインに刺激してください。指で押してもかまいませんが、ツボの上に米粒を一つ載せてばんそうこうで留めるといいでしょう。ばんそうこうの上からツボを指で押して、ピンポイントで刺激すると効果的です。

もう一つは、足の第2趾《し》（人さし指）にある「厲兌《れいだ》」。胃腸の働きを整え、全身の水のめぐりをよくしてむくみを改善するツボとして知られています。胃腸が弱っている人、むくみがある人は押すと痛みを感じるツボなので、初めはやさしく押しましょう。仕事中などは、もう一方の足の爪先《つまさき》で強めに踏んでみるのもいい方法です。

自律神経を整える手足のツボの刺激法

内関《ないかん》

平衡感覚を正すツボで乗り物酔いのほか、二日酔いにも効くとされています。

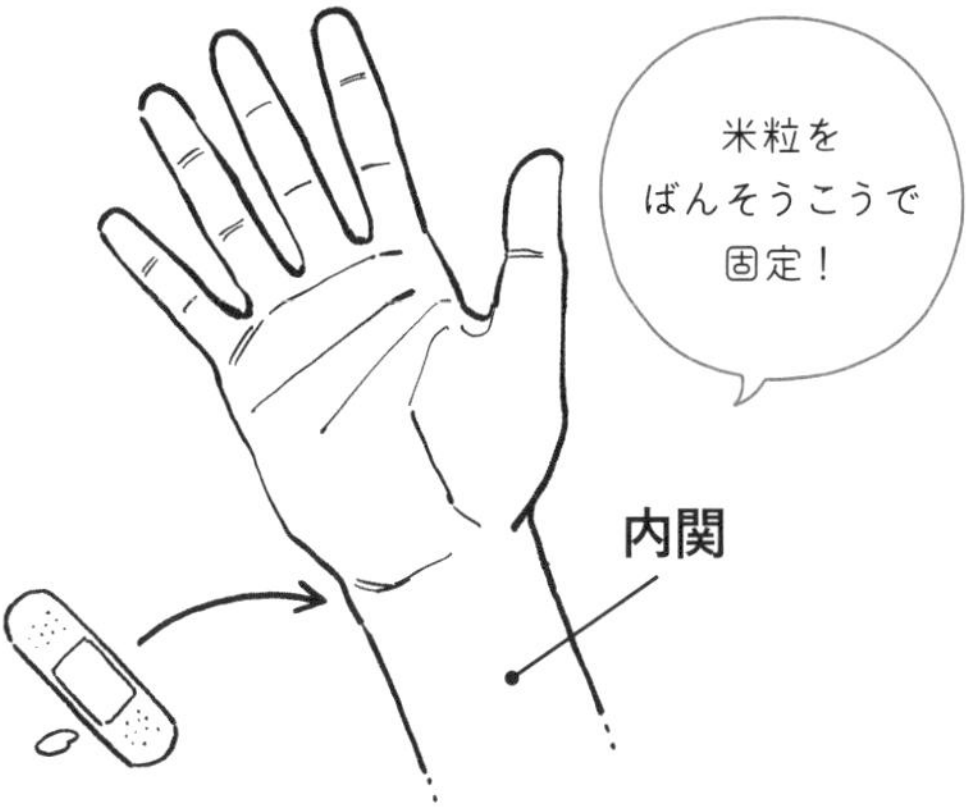

厲兌《れいだ》

体のむくみを取るツボ。くしゃみ、鼻づまりなどの鼻炎の症状にも効き、花粉症にも効果的。

仕事中は反対側の足の爪先で
押して刺激しましょう。

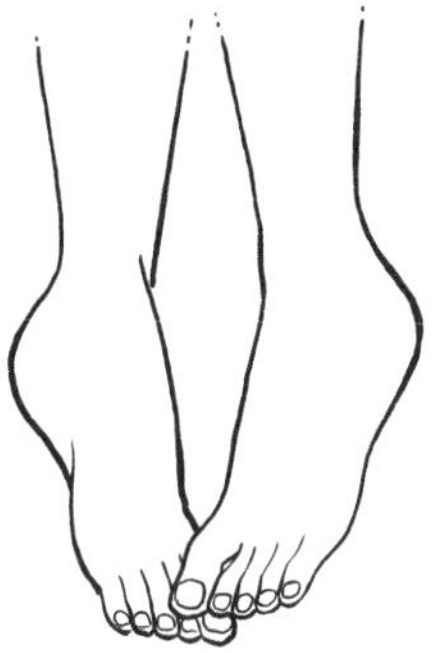

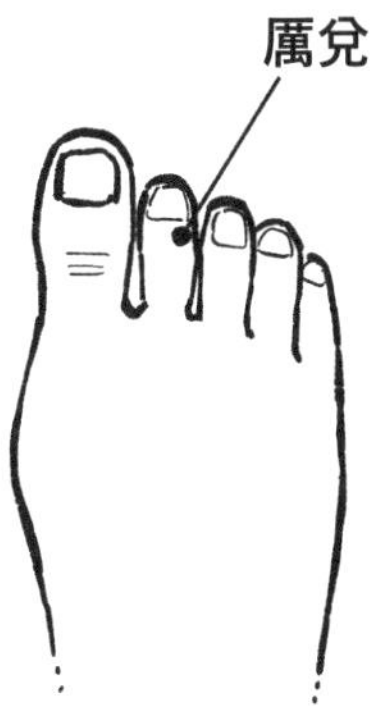

雨ダル症状の対策に役立つツボはまだまだあります。ここでは、症状別のツボ刺激を紹介します。

まず、手のひら中央あたりにあるのが、自律神経を整えるのに役立つ「労宮《ろうきゅう》」です。さらに小指のつけ根あたりにあるのが肩こり、首こりに効く「後渓《こうけい》」で、中指の第1関節にあるのがイライラ解消に効くとされる「心穴《しんけつ》」になります。

手の甲側にもツボがあります。人さし指の爪《つめ》のきわにあるのが背中や肩のこりに効く「商陽《しょうよう》」、人さし指と親指の骨が接する部分にあるのが腰痛に効くとされる「合谷《ごうこく》」、小指の爪のつけ根にある「少沢《しょうたく》」は、首こり予防におすすめです。

簡単に押せる手のツボ

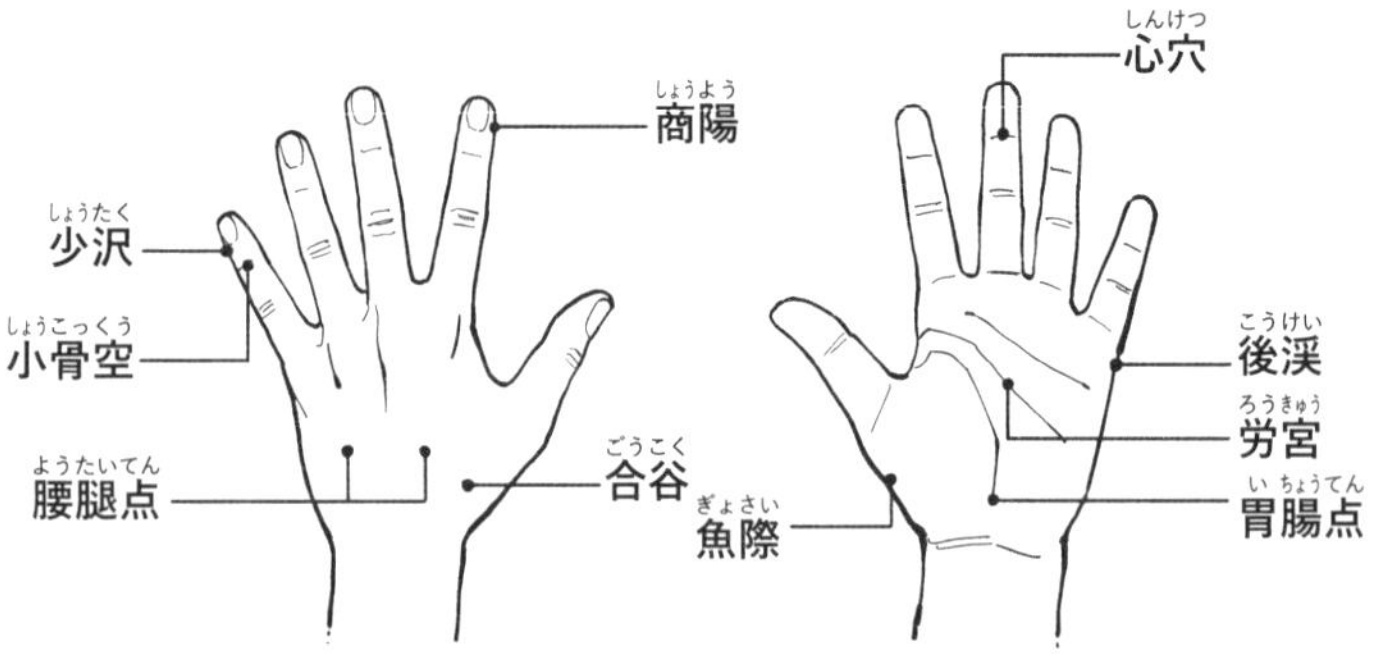

自律神経を整える手足のツボの刺激法

ツボは指で手軽に刺激できますが、ちょっとしたコツがあります。ツボ押し効果もアップするので覚えておきましょう。

1　1つのツボを1回5～6秒間、3～5回押す

指の腹を使ってゆっくりと押し、ゆっくり力を抜きます。これを1つのツボに3～5回くり返します。

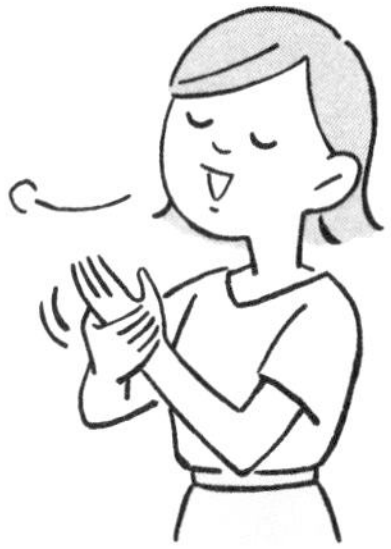

2　息を吐きながら押し、吸いながら力を抜く

おなかからゆっくり息を吐きながら押し、力を抜くときは逆に息を吸うようにします。

3　押してズーンと痛むところを探す

ツボを探すときのポイントは、押すとズーンと響くような痛みがあるかどうか。少しずつずらしながら押して探しましょう。

4　右側に不調があるときは右手、左側に不調があるときは左手を

右手は体の右側、左手は体の左側と連動しています。例えば、右肩がこっているときは右手のツボを押すようにします。

5　強く押しすぎない

押したときに強い痛みがあるのは不調のサイン。強く押すと体が緊張するので最初はやさしく押し、ゆっくり痛みをほぐしてあげましょう。

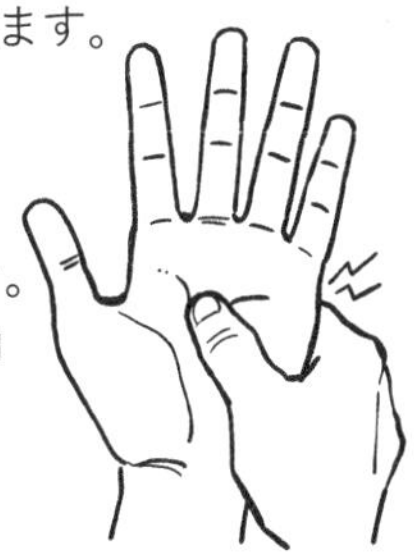

一度使ったら手放せない！

雨ダルさんを救ってくれる耳栓

くるくる耳マッサージやツボ刺激以外にも、雨《あめ》ダル症状を効率的に予防する裏ワザがあります。それが「耳栓（気圧調整機能がついたもの）」です。気圧センサーである耳をガードして、気圧変化を感じにくくするのです。

第5章でも述べますが、天気のくずれ以外にも日常生活には気圧変化を招くさまざまな場面が潜んでいます。高層のビルやマンションで高速エレベーターに乗ると、耳がツーンとしませんか？　これも気圧変化によるものです。飛行機での離陸、新幹線や高速自動車道のトンネルなども気圧が急変して、雨ダルさんのような症状が現れます（いわゆる、乗り物ダルさんですね）。そうした**日常の気圧変化にも、簡単に対応できるのが耳栓**です。

耳栓の効果は2015年、アメリカのプリンストン研究所が雨ダル症状で悩む人に行った調査でも明らかです。左ジ《ペー》の円グラフにあるように、「耳栓を使うとあなたの不快感は改善されましたか？」という問いに、「とてもそう思う」「まあまあそう思う」「どちらかといえばとそう思う」と答えたのが合計で約81％で、改善効果を実感しました。

約81%の人が改善！

Q 耳栓を使うとあなたの不快感は改善されましたか？

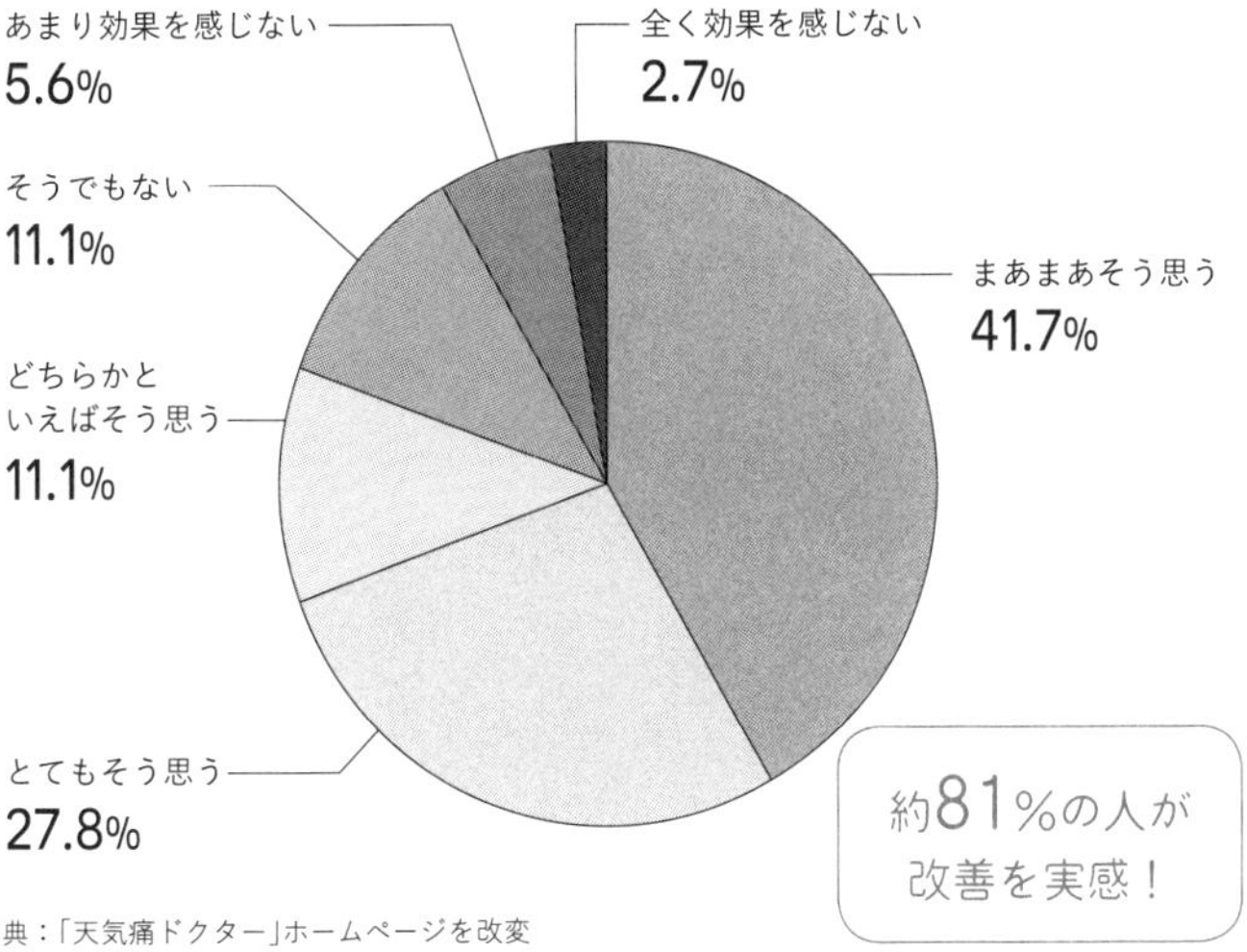

出典：「天気痛ドクター」ホームページを改変

雨ダルさん用の耳栓です

気圧調整機能つきの耳栓の中でも、天候による気圧変化に対応しているものを選ぶといいでしょう（ネット通販などでも扱われている）。天気痛がある人のために作られているため、敏感な内耳にとてもやさしく、装着しても会話のさまたげにはならない（音が聞こえる）ので、その点も便利です。

「雨ダルさん」カルテ④

“くるくる耳マッサージを続けた結果、職場復帰できた！”

川島由香《かわしまゆか》さん（仮名・31歳）は工場で働いており、長時間立ったままうつむいて作業をするせいか、首から背中にかけて慢性の痛みを抱えるようになりました。休みを取ってもよくならず、めまいにも悩まされて気分も落ち込んだそうです。周囲のすすめでメンタルクリニックを受診すると「うつ病」と診断され、休職を余儀なくされました。

そんな川島さんが私の外来に訪れたのは、テレビで雨《あめ》ダル症状について知り、自分が天気のくずれで症状が悪化することに気づいたからです。

私はまず、「雨ダル日誌」をつけ、予兆が出たらめまい薬を飲んでもらうようにしました（雨ダル日誌とめまい薬については第４章でくわしく解説します）。しかし、川島さんの場合、肩から背中にかけての筋肉がガチガチにこっていたため、ストレッチなどを同時にやってもらいました。薬で急性の痛みが治まると、くるくる耳マッサージやツボ刺激も指導しました。すると、少しずつ体が自由に動くようになり、３ヵ月もすると気持ちも前向きになって職場復帰でき、現在は体調をコントロールしつつ元気に仕事をしているそうです。

第3章

「頭痛や肩こりも退く雨ダルさんタオル体操」

首や肩の血流アップに最適！

雨ダルさんは

首・肩の血流不足も重大原因！

第2章では、主に耳の血行をよくする方法を紹介しました。内耳の血行を改善することは、気圧の変化に左右されない自律神経を作るのにとても重要です。でも**雨《あめ》ダルさんの多くは、内耳以外でも深刻な血流不足に陥っている部位が見られます。それは、首や肩のまわり**です。筋肉がこってガチガチに硬くなると、首・肩から背中にかけての血流が不足し、頭痛やめまいといった症状を引き起こしてしまうのです。

また**雨ダル症状は、気圧の変化で持病が悪化するという特徴**もあります。「首や肩が異常にこる」「何か重りが載っているかのように肩が重い」などの症状は、ふだんから肩や首がこっている人に起こりやすいといえるでしょう。

みなさんは最近、運動をしていますか？　デスクワークであごを突き出してパソコンモニターを見上げていませんか？　うつむいてスマートフォンばかりいじっていませんか？……このように悪い姿勢や運動不足が続いたりすると、筋肉が緊張してしだいに首や肩が痛みはじめます。その痛みレベルが上がるにつれて、さらに体を動かさなくなってしまうと筋肉が硬直して血行が悪くなる……そこに気圧変化が加わると、雨ダル症状である重度の首こり・肩こりを招き、ひいては頭痛やめまいも引き起こすのです。

こうした悪循環をすぐに断ち切るために、私がぜひおすすめしたいのが、**首を中心に肩〜背中までをほぐすオリジナルの雨ダルさんタオル体操やストレッチ**です。

誰でも簡単にできるセルフケアなので、ぜひ日課にしていただきたいと思います。これらを続けていると、だんだん慢性的な首・肩のこりがなくなって体もスッキリし、雨ダル症状も徐々に起こらなくなる人がおおぜいいます。

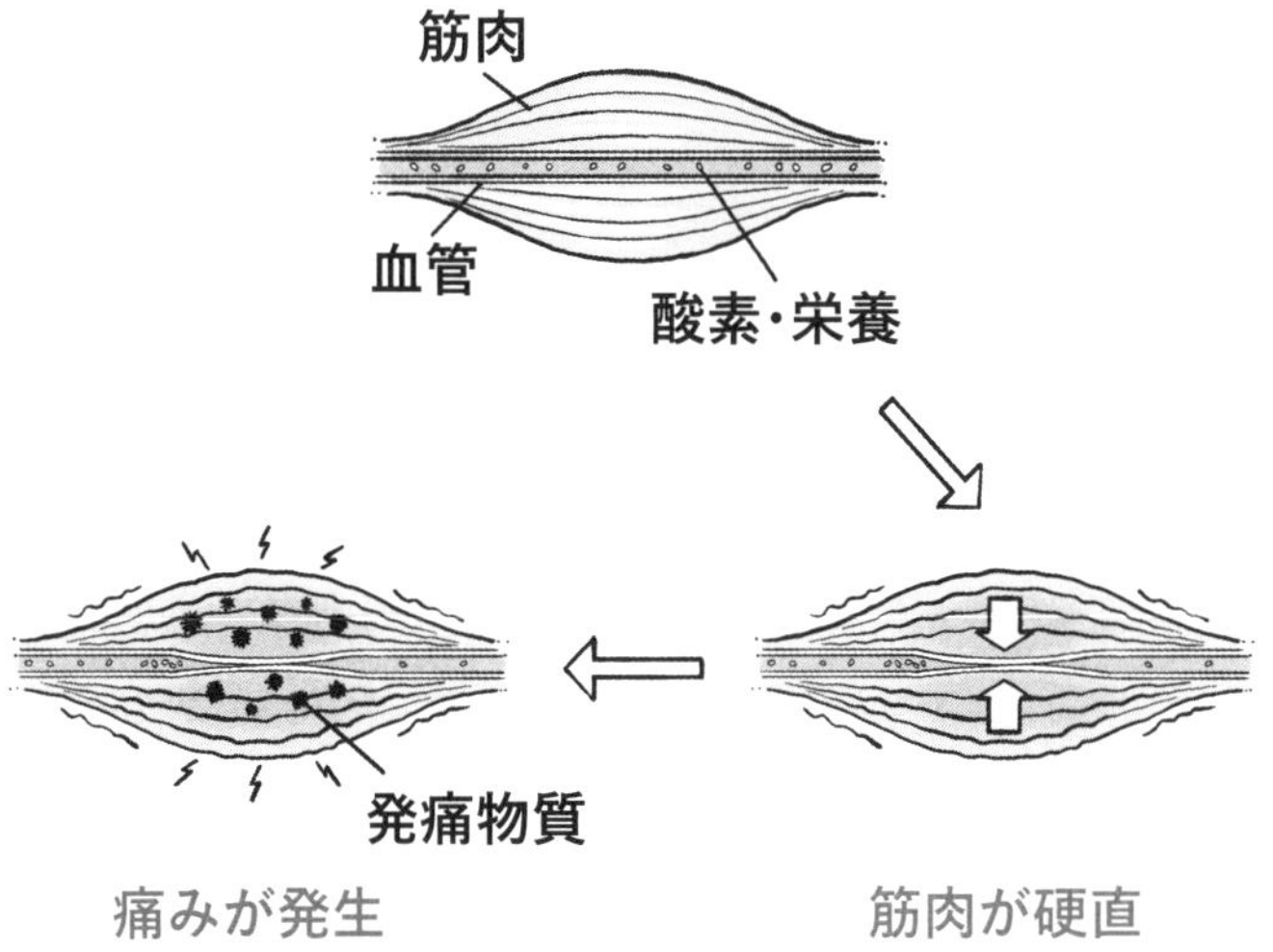

首・肩の血流アップによく効く

雨ダルさんタオル体操

さて、ここからはみなさんといっしょに「雨《あめ》ダルさんタオル体操」で、首や肩の血行不良を改善していきましょう。**雨ダルさんタオル体操は、タオルを引っぱる力を利用して行う簡単なストレッチ法です。**まず、フェイスタオルを1枚用意してください。

タオル体操は3種類あります。最初は、タオルを首にかけて首を全体的にほぐしましょう。首にこりや痛みがある人は、首の重だるさが消えて可動域が広がります。

二つめは、首から耳にかけての血行をよくするタオル体操です。首のつけ根が伸びるのを意識して行うのがポイント。実践した後は、首から耳にかけてスッキリ感が味わえるはずです。

三つめは、肩から背中にかけての筋肉、主に僧帽《そうぼう》筋をほぐすタオル体操です。首がこっていると肩に負担がかかり、肩や背中の肩甲骨《けんこうこつ》まわりが硬直して動かなくなります。肩甲骨まわりを刺激して、肩や背中の血行不良を改善しましょう。

タオル体操は痛みを感じるほどに力を入れると逆効果になるので、くれぐれも無理をしない程度に行ってください。

雨ダルさんタオル体操１

首を全体的にほぐします。ストレートネックの人にもおすすめ。
呼吸を止めずにリラックスして行いましょう。

1

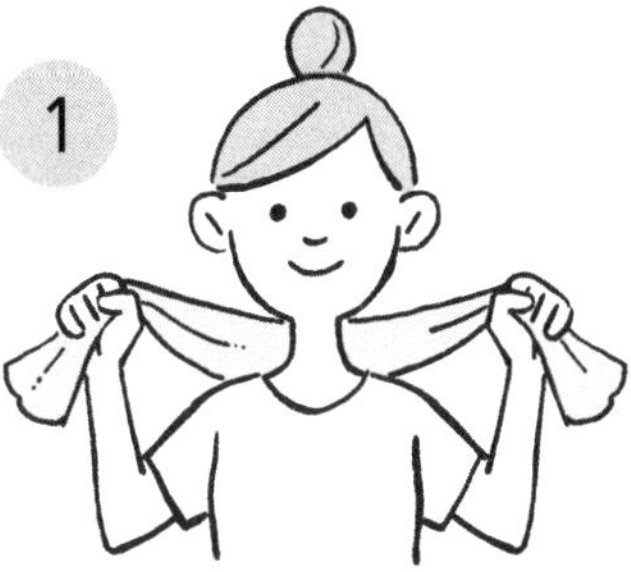

フェイスタオルを首にかけ、
手でタオルの両はしを持つ

2

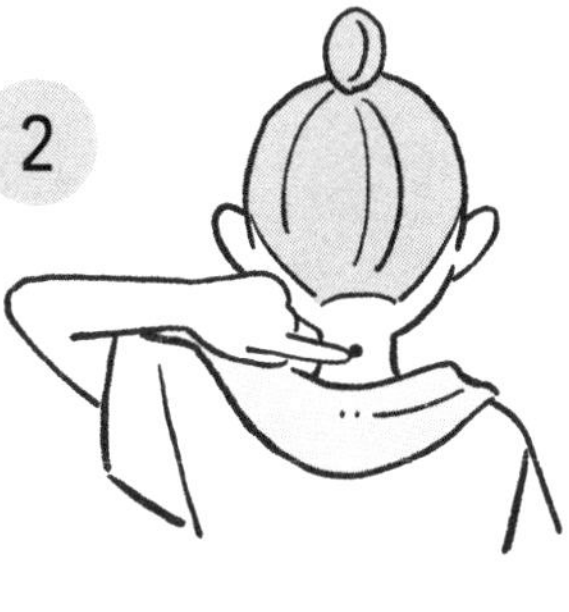

首の後ろの中央にタオルが
当たるようにする

3

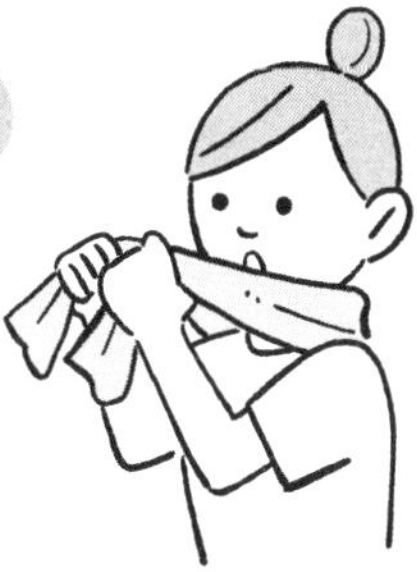

タオルをかけたら、ななめ上
にゆっくり引っぱり上げる

4

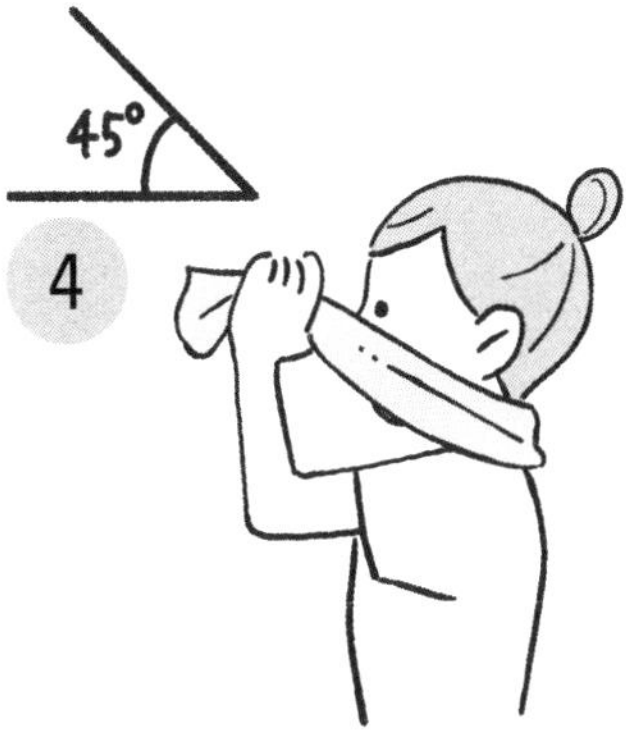

45度の角度で持ち上げる

首の前側を圧迫すると危険です。97～107㌻の体操で首の前側は
刺激しないように注意してください。

5

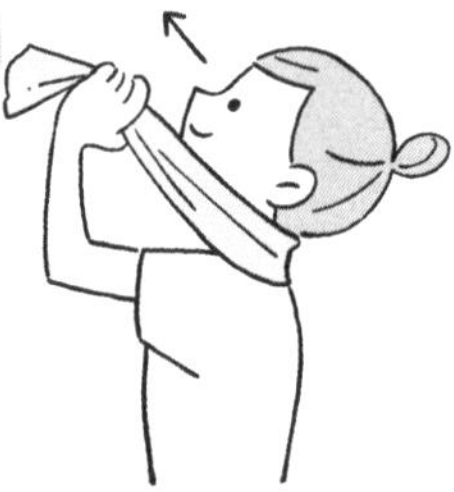

タオルに首をあずけて目線
は自然にななめ上を見る

6

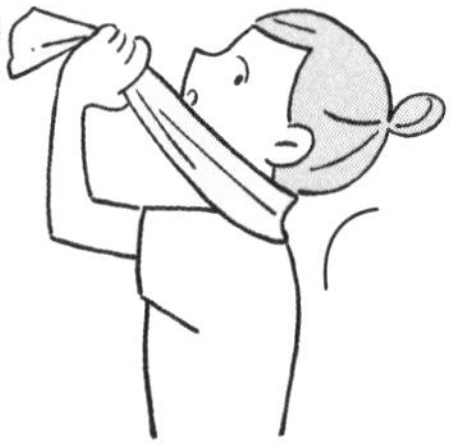

首にアーチができるのをし
っかり意識

7

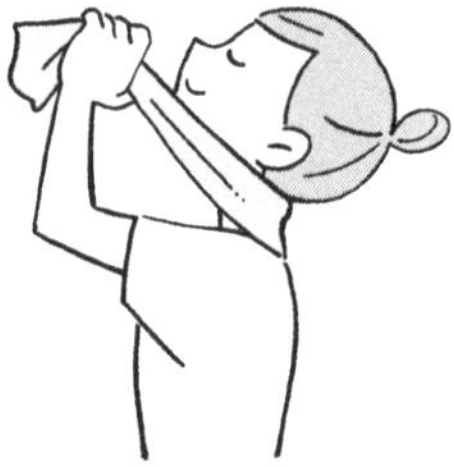

全身の力を抜いて、10秒間
ゆっくり呼吸する

8

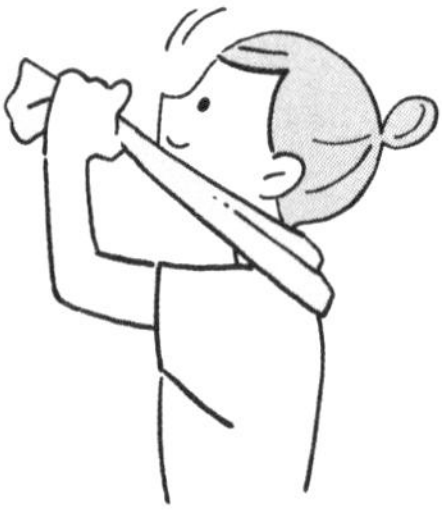

あごを上下させて10回うな
ずく

1〜8までを
ゆっくり10回くり返す。
これを3セット行う

雨ダルさんタオル体操2

首から耳にかけての血行をピンポイントで改善します。特に雨ダル症状で重度の頭痛がある人は試してみましょう。決して無理せず、痛くない程度に行ってください。

1

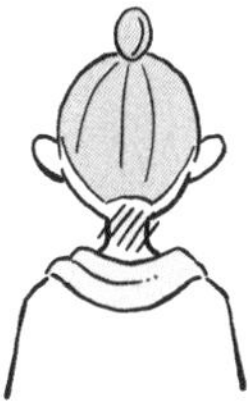

首のつけ根を伸ばすことを意識して姿勢を正す

2

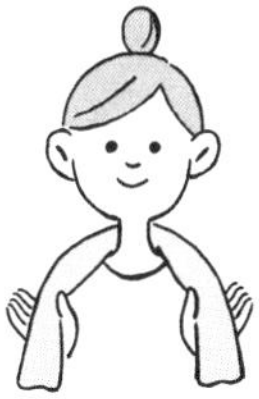

フェイスタオルを首にかけ、手でタオルの両はしを持つ

3

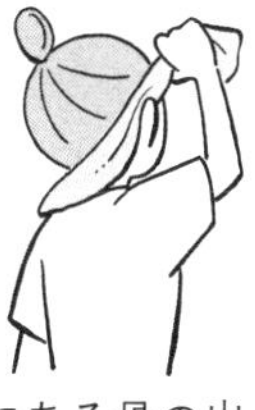

耳の後ろにある骨の出っぱり(乳様突起)に、タオルをかける

4

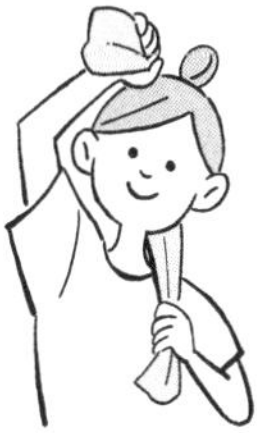

ななめ上前方にタオルを引っぱり、10秒間呼吸する

5

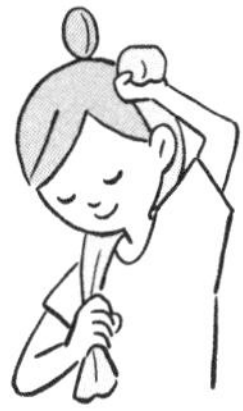

反対側も同様に行う

1〜5までを3セット行う

雨ダルさんタオル体操3

肩甲骨を動かして、肩～背中の血行をよくします。フェイスタオルでもできますが、肩甲骨まわりが硬い人は、まずバスタオルを使ってください。両手幅が広くなるほどらくに動かせます。

1

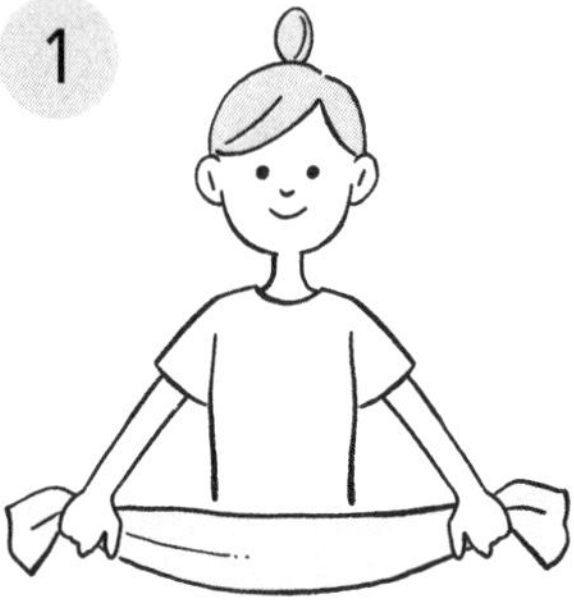

体の前でタオルの両はしを手で持つ

2

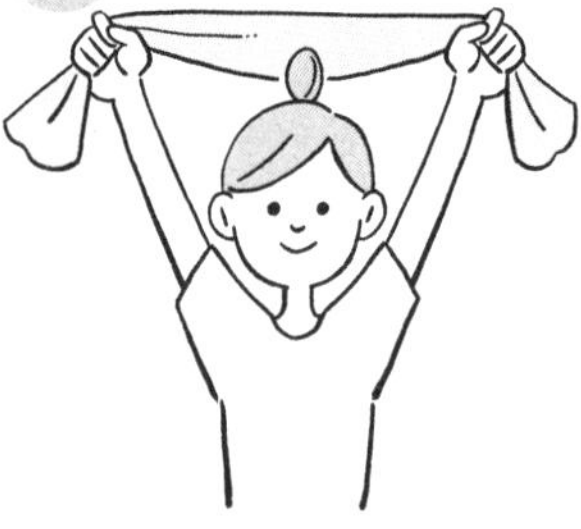

両はしを持ったまま、頭の上にゆっくりと腕を上げる

3

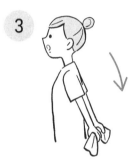

そのまま背中側へ腕をぐるりと下ろす

1～3を
5回くり返す

首の前側を圧迫すると危険です。97～107ﾍﾟｰｼﾞの体操で首の前側は刺激しないように注意してください。

肩甲骨が硬くてできない人は……

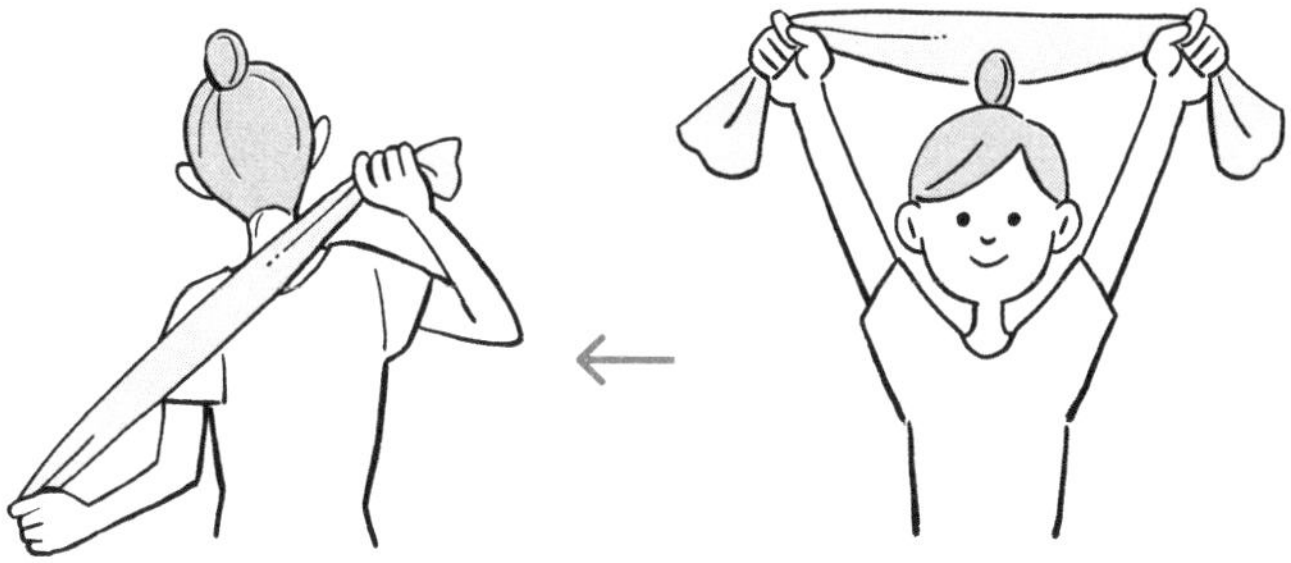

腕を片側に下ろしましょう

頭の上に腕を上げた後……

タオルを持つ幅を変えてレベルアップ！

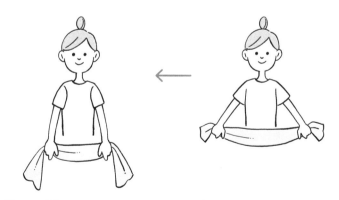

肩甲骨が動くようになったら、
フェイスタオルに変更！

最初はバスタオルを使って、
両手幅を広くして行う

テニスボールを使って

小さな筋肉もピンポイントで刺激

次は、首にあるさらに小さな筋肉や、ふだん刺激しにくい筋肉をピンポイントでほぐす「雨《あめ》ダルさんストレッチ」を紹介しましょう。雨ダルさんタオル体操と併せて行うと、効果がよりアップするのでおすすめです。

実は、首の深部にある小さな筋肉をほぐすことはとても大切です。首のこりや痛みをなくすだけでなく、自律神経を整える効果も期待できます。

自律神経のコントロールセンターは脳内の視床下部にあります。自律神経は、この視床下部から背骨内部の脊髄《せきずい》を通って、体の各部位へ通じています。脳に最も近い首は重要な脊髄神経の通り道なので、首の小さな筋肉がこると自律神経に影響し、交感神経が過剰に高まるといった自律神経の乱れにつながってしまいます。

首は小さな筋肉までていねいにほぐしておくこと。そうしておけば、首・肩のこりや痛みも軽減するし、自律神経のバランスも整って、雨ダルさんからの卒業に役立ちます。

1.テニスボール活用の首筋ほぐしストレッチ

テニスボールで首の深部にある小さな筋肉をほぐします。従来のストレッチではなかなか伸びない場所も、テニスボールを使って刺激すれば簡単。寝転んだ状態でリラックスして行いましょう。

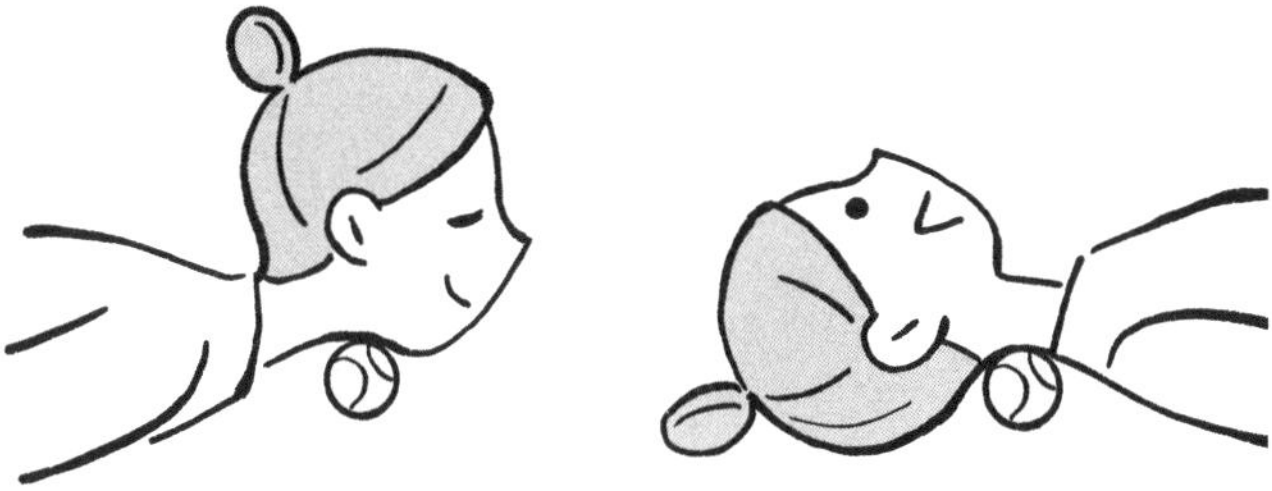

うつぶせ寝で図のようにあご下にテニスボールを置き、ゆっくりとボールに圧をかけながら10秒間キープ

あおむけ寝で首のつけ根にテニスボールを置き、ゆっくり圧を加える。10秒間キープし、周辺にも圧をかける

POINT

耳の下、肩甲骨まわり、腕のつけ根から鎖骨の下も同様に行うと効果的です。ボールが当たると気持ちいい場所を探し当て、気持ちいいと感じた部分は長めに圧をかけてください。痛みを感じる場合、テニスボールより軟らかいボールを使いましょう。首の前側は圧迫しないように注意してください。

＼ まだまだある！ 雨ダルさんストレッチ ／

2.あご下伸ばしストレッチ

下あごのカーブライン全体を伸ばします。下あごを包むように両手を添えながらあごを押し上げていく方法で、痛みが出ることも少ない簡単なストレッチです。雨ダル症状を起こりにくくするほか、美容面でもあごのたるみや二重あごの改善に役立ちます。

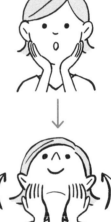

顔は正面を向き、図のように
あごの下に両手を当てる

両手でゆっくり真上にあごを
持ち上げていく。10秒間ほど
キープし、そのままあごをな
なめ右、ななめ左に動かして
首の横の筋肉を伸ばす

POINT

頭を後ろに倒すのではなく、あごをゆっくり「持ち上げる」イメージで行いましょう。気持ちよく感じる程度にとどめ、くれぐれも強引に上げないようにしてください。

3.首の後ろや横を伸ばすストレッチ

頭に手を置いて、手の重みで頭からつながっている首の後ろと横の筋肉を伸ばします。注意したいのは、手に力を入れて押さないこと。無理に伸ばさず、気持ちいいと感じる程度に行いましょう。

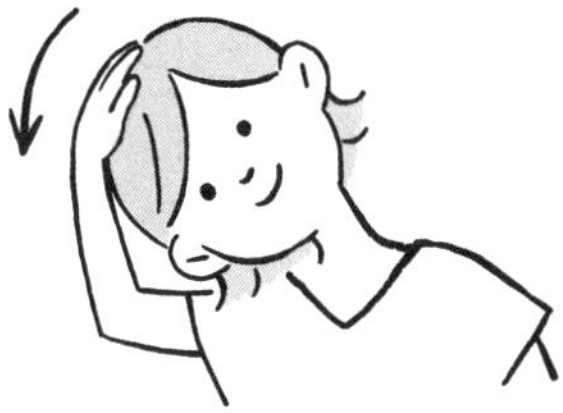

❶頭の左側に右手を置き、頭を右側にゆっくり倒しながら、手の重みで首の横を伸ばす。手に力を入れないように注意

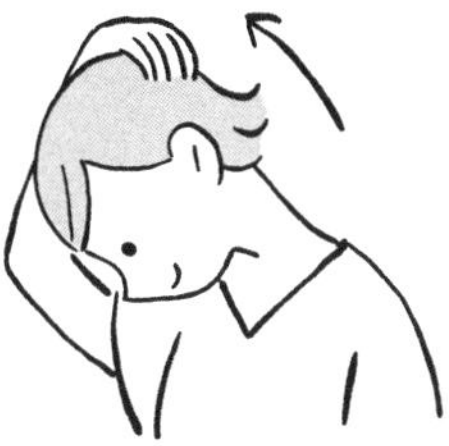

❷①のまま頭と首はななめ前に傾け、首の後ろを伸ばす。反対側も同様に行う

POINT

痛みやしびれが出ないように細心の注意を払いつつ行いましょう。あごを引き、息を吐きながら伸ばすのがコツ。しっかり伸びているのを感じたら、30秒～1分間ほどキープしましょう。

4.首・肩の筋肉を収縮→弛緩させ、ほぐそう

首〜肩にかけての筋肉を収縮させ、「収縮→弛《し》緩《かん》」をくり返すことで筋肉の緊張をほぐします。収縮する力をつけると首〜肩の筋肉が鍛えられ、頭を安定して支えられるようになります。

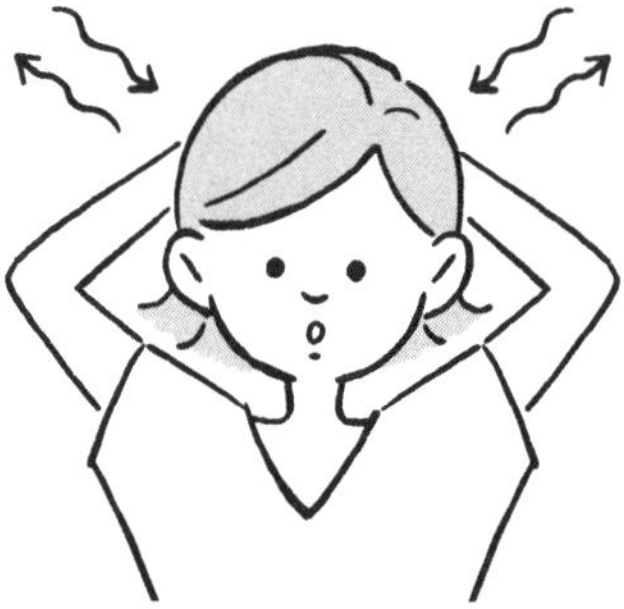

❶頭の後ろに両手を添え、頭を手の方向へ、手を頭の方向へ、頭の位置が動かないように押し合う。頭の前にも両手を添え、同様に行う

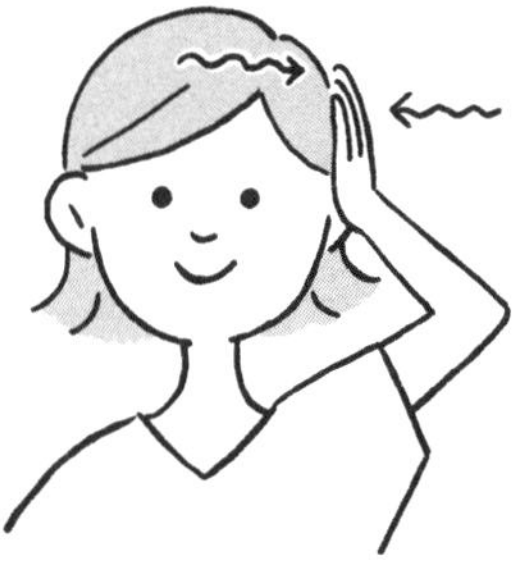

❷片方の手を頭の横に添え、①と同様に手と頭で押し合う。最後にほおにも手を当て、頭の位置が動かないように手とほおで押し合う。これを左右両方とも行う

POINT

痛みやしびれが出ないよう、まずは毎日らくに続けられる程度の強度で行ってください。1週間続けてなれてきたら、少しずつ強度を上げていきましょう。

雨ダルさんストレッチをするときの注意点

・ストレッチするときは基本の姿勢をしっかり保ちましょう。ネコ背にならず、あごを引いて背すじをきちんと伸ばすこと。また、軽く口をあけて力を抜いた状態がベストです。

・息は止めないように。ゆっくり呼吸をしながらリラックスして行いましょう。

・基本は１→２→３→４の順に行います。ただし、ちょっと空いた時間に短時間で行いたい場合は、一種だけでもかまいません。自分の体調や都合に合わせて、生活習慣に取り入れてください。

・最もいいのはお風呂上がりに行うこと。血行がよくなって体もほぐれているので、スムーズに行えます。

・痛みや不快感が残る場合は、ストレッチの強度を低くしたり、原因となったストレッチを控えてください。無理は禁物です。

・めまいや吐きけがする場合は、頭の位置を動かす動作のストレッチはさけましょう。

・雨ダル症状の改善には、毎日続けることが大切です。目安は１日１～３回程度。１～４まですべて行わなくてもいいので、できるストレッチを継続して行いましょう。

自律神経を整えるため、血流アップのために

ふだんから体を動かしましょう

首や肩の血行をよくする「雨《あめ》ダルさんタオル体操&ストレッチ」は、雨ダル対策として習慣的に行うことが大切です。これらに加え、日常生活でもなるべく体を動かすように心がけてください。

首がこっていたり、頭痛などの痛みがあったりすると、ついつい体を動かすことがおっくうになります。それでも**適度な運動は血行改善だけでなく、自律神経を整えるためにも有効**です。ポイントは、あえて「軽めの運動」をすること。

激しい運動は心拍数が上がって呼吸も浅くなり、交感神経の働きが過剰に高まるので逆効果です。おすすめなのは、**「ゆっくり、長く」できる運動。**例えばウォーキングのような体に大きな負荷がかからない運動です。

朝起きて、日光を浴びながら30分程度のウォーキングをすると、自律神経が効率的に整います。それは日光を浴びると、就寝中に優位だった副交感神経から交感神経へとスイッチが切り替わるからです。さらに、ウォーキングをすることで血行がよくなり、体も温まっ

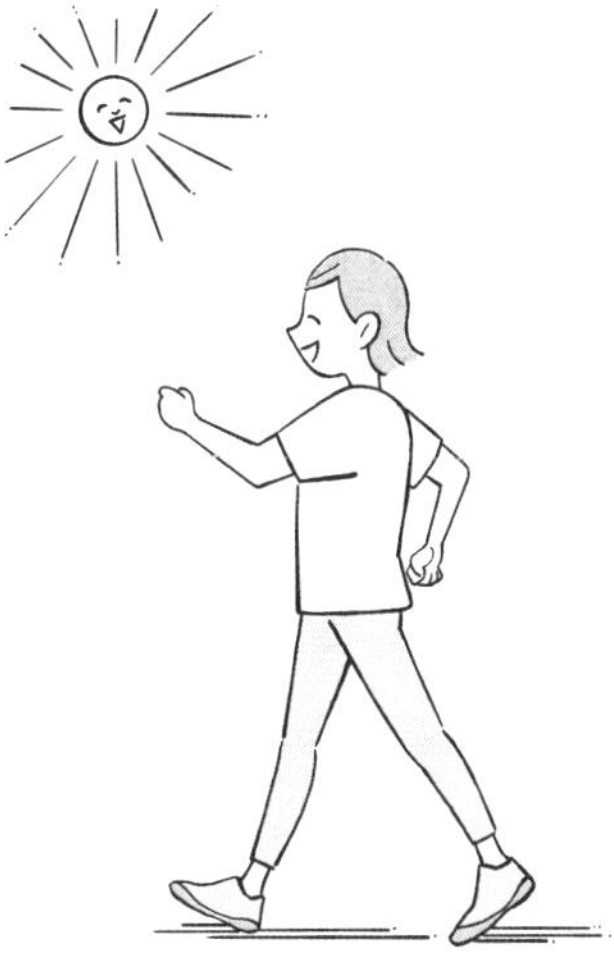

て活動モードへスムーズに移れるのです。

ただし、ウォーキングのやり方にもコツがあり、**ネコ背でダラダラと歩いていては、十分な効果は得られないので要注意。**背すじをピンと伸ばし、正しい姿勢でリズミカルに歩きましょう。

ウォーキングのほかにも、筋肉量を無理なく上げられる運動なら、どんなものでもかまいません。**水泳もおすすめで、体温より少し冷たい水の中で体を動かすと、徐々に代謝が上がっていきます。**また、水中をゆっくり歩くだけでも効果があるので、ひざや腰に痛みがある人は、足腰に負担がかからない水中ウォーキングを実践してみてください。

\ ほかにもある！自律神経を整えるのに役立つ運動 /

スクワット

スクワットは下半身の筋肉すべてを効率的に鍛える運動です。自律神経を整えるうえでも下半身の筋肉は重要で、筋肉量が増えると下半身から上半身へと血液を戻す足のポンプ機能がアップし、全身の血行がよくなります。

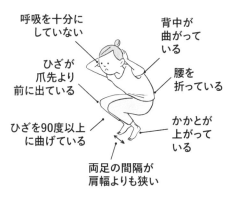

間違った姿勢

重心が前のめりでかかとが浮いてしまうとNG。前傾姿勢だと下半身を正しく鍛えられない。また、ひざは曲げすぎると後ろに倒れてしまうので要注意。

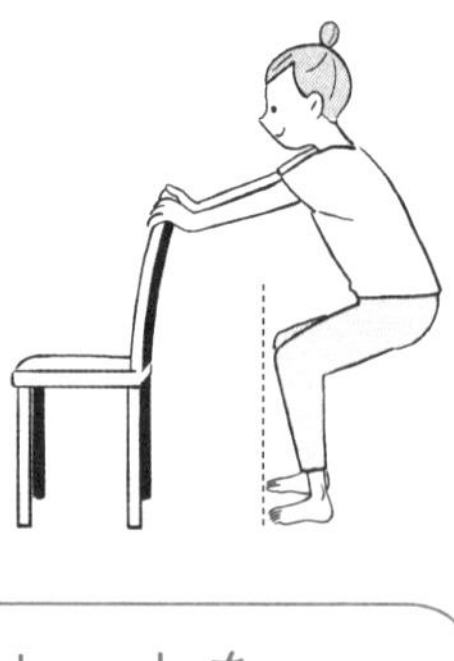

正しい姿勢

背すじを伸ばしお尻《しり》を後ろに突き出すように、ひざを曲げていく。ひざは90度以上は曲げないようにし、爪先《つまさき》より前に出ないようにする。

1セット10回、1日3セットを
目安に行いましょう

爪先立《つまさき》ち

下半身の中でもふくらはぎは「第二の心臓」と呼ばれ、心臓から下半身に送られた血液を心臓へと循環させる役割を担っています。つまり、ふくらはぎの筋肉は血流アップに欠かせない存在。そのふくらはぎを鍛える最も簡単な方法が「爪先立ち」です。

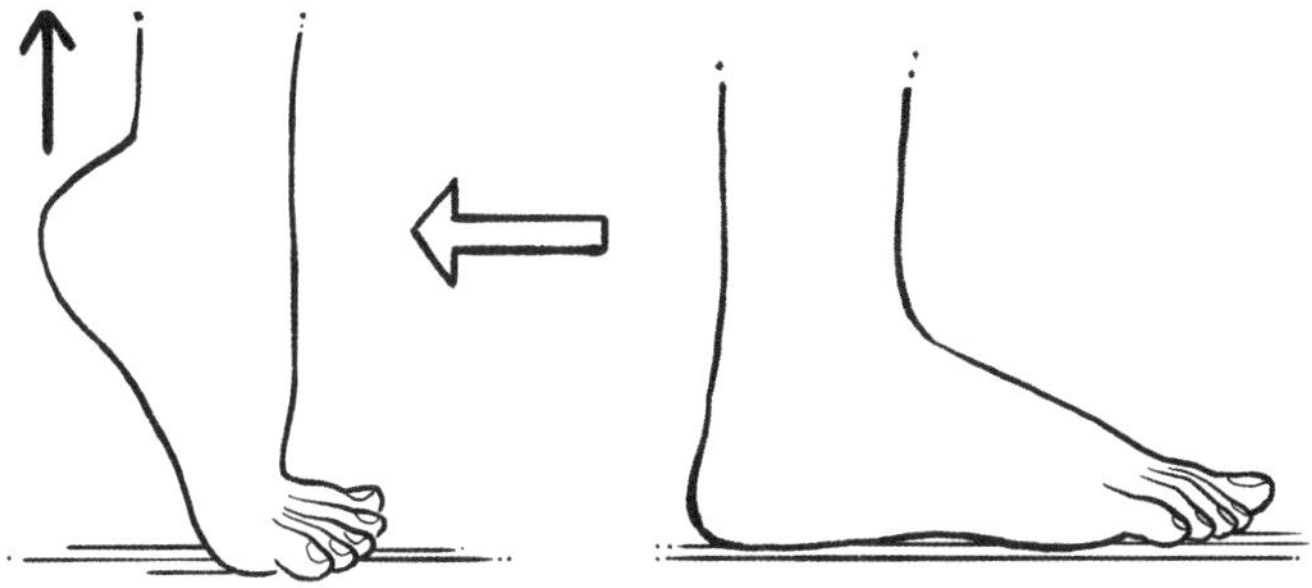

直立した状態で、かかとを上げ下げして爪先立ちをくり返すだけ。座ったままでひざの上に荷物を載せ、かかとを上げ下げしてもOK。1セット30回を1日3回。これを目標に行う。

注意点

爪先に力を込め、親指で立つイメージで行いましょう。小指側で立つとふくらはぎに力が入らず効果が期待できません。長時間行う必要はなく、毎日こまめ行うのがベスト。

こんなときに…

- キッチンでの料理中
- 電車待ちをしているとき
- 信号待ちしているとき
- デスクワークの途中で

雨《あめ》ダル症状を軽くする

くるくる耳マッサージ & 雨ダルさんタオル体操 Q&A

Q くるくる耳マッサージをどのくらい続ければ効果が現れますか？

A 効果が現れるまでにかかる時間は人それぞれです。最低でも2週間～1ヵ月は続けてください。効果が出た後も、もちろん継続をおすすめします。

Q 痛くても我慢してストレッチしたほうがいいですか？

A 痛みやしびれなどを感じるときは、絶対に無理をしないでください。痛みを感じると筋肉は緊張してしまうので逆効果です。雨ダルさんタオル体操にしてもストレッチにしても、気持ちいいと感じる程度に行うのが基本です。

Q 頭痛やめまいがひどいときに、
くるくる耳マッサージをやっても大丈夫？

A 頭痛があるときもくるくる耳マッサージは有効です。血行がよくなり頭痛が改善することもあります。ただし、血行がよくなりすぎるとめまいを誘発する場合もあるので、ようすを見ながら行ってください。

Q 体調が悪くて何もできないときでも
できる改善策はありますか？

A 体を動かさなくてもできる「耳温熱」や「ツボ押し」がおすすめです。とはいえ、事前に対処法を行っておくのが最善。雨ダル症状の予兆として首や背中が痛む人は、雨ダルさんタオル体操やストレッチを、頭痛やめまいが起こる人はくるくる耳マッサージを必ずやっておきましょう。

Q 首筋ほぐしストレッチのボールは
テニスボールじゃなきゃダメですか？

A テニスボールが硬くて痛いと感じる方は、フェイスタオルを結んだものや、軟らかいボールを使ってストレッチを行いましょう。だんだん気持ちよく感じてきたら、テニスボール→ゴルフボールと、徐々にボールのサイズを小さく硬くしていくと、深部の筋肉にアプローチできるので効果的です。

「雨ダルさん」カルテ⑤

“雨の日は寝込むほどの頭痛がタオル体操で解消”

働き盛りの川瀬葵《かわせあおい》さん（仮名・37歳）は、最近になって慢性頭痛に悩むようになり、天気のくずれとともに頭痛がひどくなります。「これは雨《あめ》ダル症状に違いない」と確信し、私のところへやってきました。

よくよく話を聞くと、川瀬さんの仕事はコンピュータ関連のエンジニアで、1日中パソコンに向かって仕事をしているとのこと。ネコ背で、首から肩、背中までがガチガチにこっており、頭が締めつけられるように痛むことから、おそらく緊張型頭痛を発症しているのでしょう。

そこで、仕事が忙しいという川瀬さんに、まずは自宅でできる雨ダルさんタオル体操をやってもらいました。最初はあまり肩が動かせなかった川瀬さんですが、強度をうまく調節しながら日課として続けていきました。

すると、1ヵ月後には肩が自在に動くようになり、雨の日の前でも頭痛を感じなくなったのです。同時に首や肩がぐんと軽くなり、雨の日に寝込むこともほとんどなくなりました。

川瀬さんは、雨ダルさんからの完全なる卒業を夢見て、テニスボールを使ったストレッチなども行っているそうです。

第4章

雨ダルさんの症状が軽くなる
「薬の選び方・飲み方」

雨ダル日誌をつけて薬を飲もう

雨ダル症状

あなたはいつ起こる?

傾向を知って対策しよう

前章までで、くるくる耳マッサージ、雨《あめ》ダルさんタオル体操などのセルフ対策を紹介してきました。耳や首、背中の血行をよくすることで、薬に頼らずとも雨ダル症状がかなり改善される人がおおぜいいます。**何より大切なことは、症状が軽減したとしても続けることです。**ただし、より深刻な痛みには、もう少し自分の痛みの傾向にスポットを当てた対策が必要です。この章ではもう一歩進んで、**「自分自身の痛みとどう向き合えばいいか?」**ということをいっしょに考えつつ、特に薬の飲み方などについて見ていきましょう。

ところで、みなさんの雨ダル症状が現れるのはいつですか?「雨が降る前」なのは当たり前です。もっと具体的に思い出してください。雨が降る1時間前だったり1日前や3日前だったり……。人によっては遠い場所での台風を察知して頭痛に悩む「超敏感な雨ダルさん」もいます。雨のどのくらい前に頭痛が起こるのか、めまいがどう現れるのか、どの季節にひどくなるのか……。症状や起こるタイミングは人それぞれですが、あなた自身のおおよその傾向があるはずです。その傾向を知っておくと、今後の予防に役立ちます。

自分の傾向を知って天気や気圧の変化を予測すれば、雨ダル症状の発症を防ぐことができます。下のグラフは、実際に雨ダルさんに実施したアンケートで、「ふだん、雨ダル症状の予防をしていますか？」という質問に対する回答です。約半数が、「天気予報を事前にチェックする」と答えました。

このように、**天気や気圧の移り変わりと自分の症状とのかかわりがわかれば、薬を服用するタイミングがわかります。**また、そのさいにどんな薬を取り入れるか、生活習慣の見直しは必要なのかなど、日々の体調管理もしやすくなります。つまり、痛みの傾向を知ることが、不安を和らげて症状の改善へとつながっていくのです。

◎雨ダル症状の予防方法

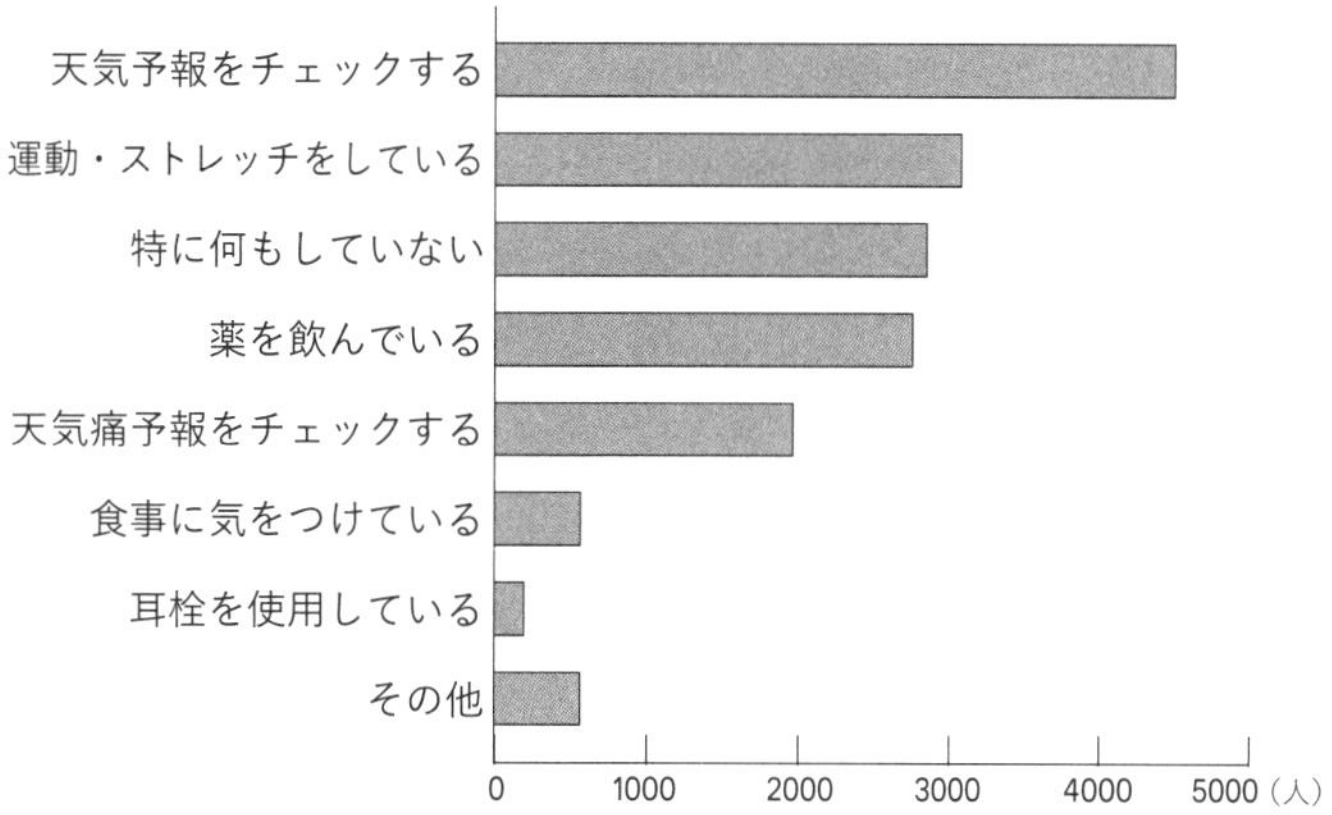

出典：「天気痛調査2020（ロート製薬株式会社・株式会社ウェザーニューズ）」

自分に合った薬を知ることが重要

頭痛など雨《あめ》ダル症状を予防したいとき、すでに発生してしまったとき、あなたはどんな薬を服用していますか？　最も効果があって安心して服用できるのはやはり医師の処方による薬ですが、**いちばん大事なのは「きちんと効く薬を、タイミングよく飲む」**ことです。

私の場合、患者さんの多くに処方しているのはめまい薬。というのは、**雨ダルさんの痛みは内耳の揺れにかかわるため、その揺れを治めるにはめまい薬が最適**なのです。雨ダル症状が起こるメカニズムは、気圧変化が原因で内耳にある気圧センサーが過剰反応してしまい、脳の情報伝達に混乱が生じます。意志とは無関係に血管や内臓をコントロールしている自律神経のうち、交感神経が過剰に優位になって、本人がもともと持っている痛みを呼び起こしたり、めまいやだるさ、気分の落ち込みにまで影響します。例えば、乗り物に酔うと気持ちが悪くなり、吐きけや頭痛などの症状が出ますが、これは雨ダルさんの症状に似ています。原因が急激な内耳の揺れである点も同じです。とはいえ、市販の乗り物酔い薬の場合、成分や症状によって効果が違うので、薬剤師に相談して購入しましょう。

痛みが出てしまったらどう対処するのがよいと思いますか？　下のグラフは「症状がひどいときの対策は？」という質問に対する雨ダルさんの回答です。薬を飲む、という答えが多い一方で、ひたすら耐えるという人が約3割。「薬は飲みたくない」と考える人もいると思いますが、**適切に薬を飲むことは有効な手段です。**

　では、自分の症状に効く薬や服用のタイミングをどうやって知ればいいのでしょう？　前述のめまい薬は内耳だけに作用するので、副作用が少なくてすみます。乗り物酔いの薬は手軽ですが、成分がさまざまなのでおすすめしません。最善は医師に相談して、漢方や鎮痛薬など、薬を組み合わせることです。

雨ダル症状がひどいときの対策

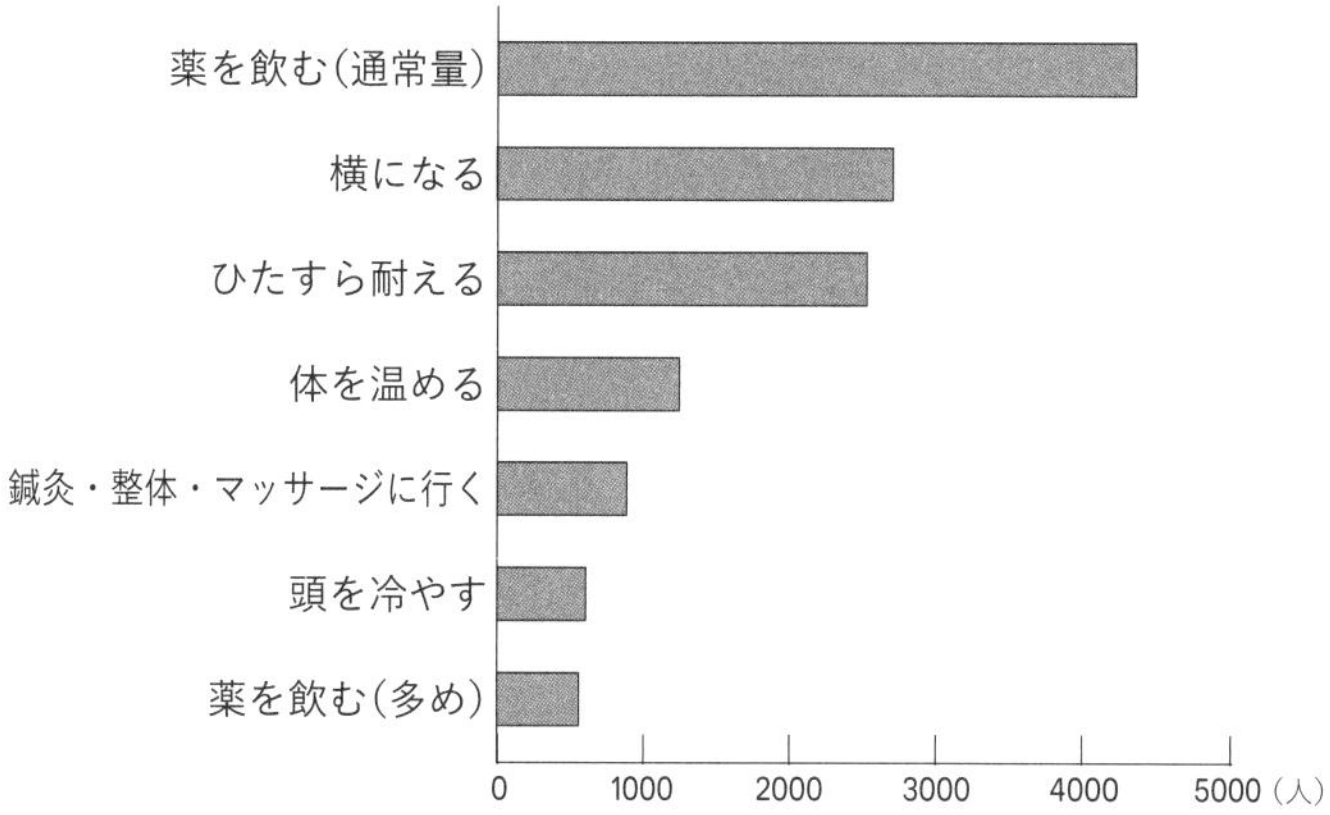

出典：「天気痛調査2020(ロート製薬株式会社・株式会社ウェザーニューズ)」

雨ダルさん に効く薬

雨ダルレーダーが察知したら「めまい薬」を飲むこと

雨《あめ》ダルさんは、内耳が敏感という特徴があるので、誰も気づかない微妙な気圧変化も察知し、頭痛やめまい、吐きけなどの症状が出て痛みへとつながっていきます。天気や気圧の変化があるたびに症状が出るのですから、いいかえれば、この**雨ダルレーダーを薬の服用タイミングにうまく活用**することもできるわけです。

例えば、あなたが天気や気圧の変化を察知したとします。予兆としてよく聞かれるのが、「体がフワフワする」「頭や首が重い」など。そんなときは、すぐにめまい薬を飲みましょう。**予兆が出かかったタイミングで薬を服用することで、その後の痛みを抑えるのに役立ちます。**最初はタイミングを見計らうのが難しいかもしれませんが、何度か体験することで少しずつリズムができてきます。

天気予報をチェックして気圧の変動を予測し、あなたの雨ダルレーダーが察知したらめまい薬を飲む。この一連の流れを身につければ、不安も少なくなるに違いありません。

予兆を感じたら**すぐめまい薬を飲むこと**で、その後の一連の反応を抑えられることは、臨床でも確認されています。

下の図は、天気のくずれや気圧変化で片頭痛が悪化する雨ダルさんたちに、頭痛やめまいの予兆を感じたときに服用してもらっためまい薬の効果を示したグラフです。

左側のグラフが示す結果は、頭痛発作の阻止に有効と、やや有効の結果を合わせると、合計で86％の人が効果を感じています。

また、右側のグラフからは、ある程度痛みが軽減すると回答した人が、全体の74％と示されています。

この結果からわかるように、**めまい薬の効能が実証された**といえるでしょう。

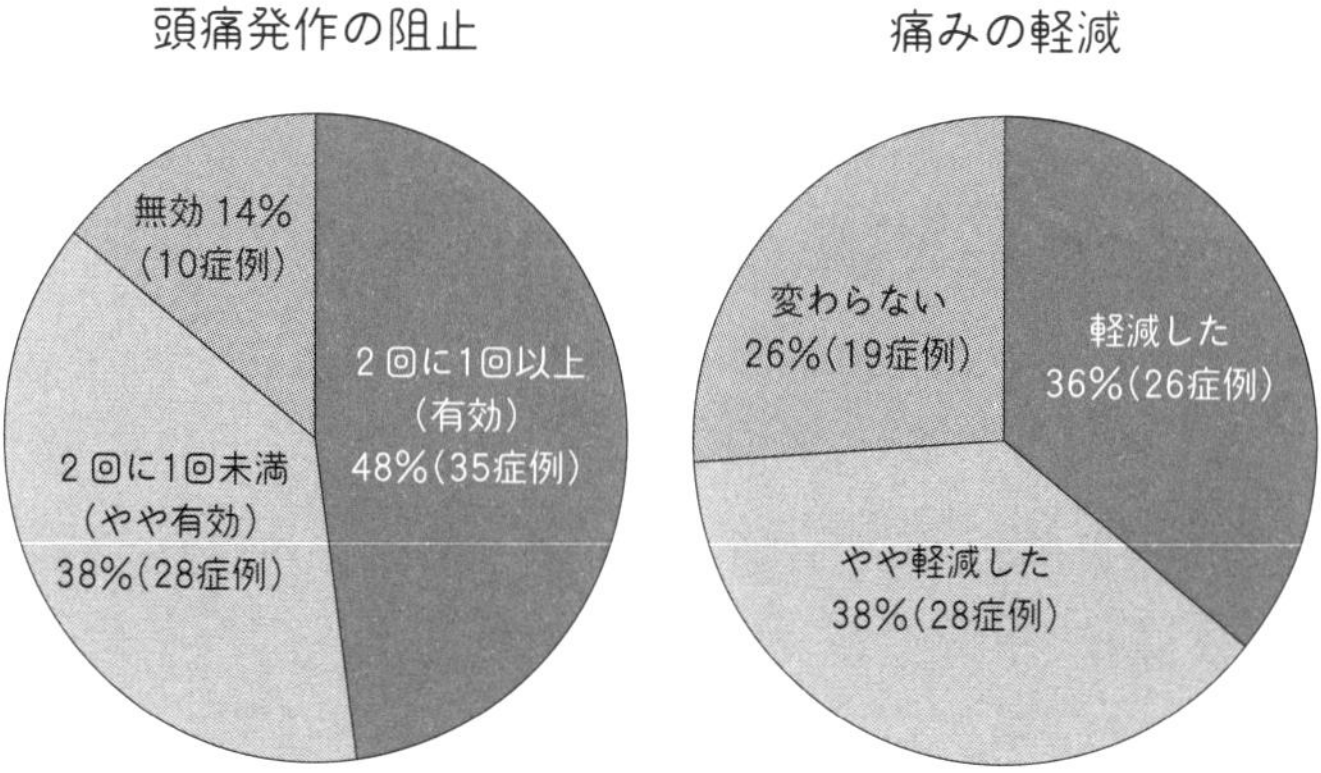

出典：郭 泰植 日本頭痛学会誌43：358-362,2017（n=73）

めまい薬は

内耳のむくみを解消してくれる

雨《あめ》ダルさんに効く薬としてめまい薬を紹介しましたが、ここでは「なぜ効果があるのか?」という点をもう少し解説しましょう。

めまい薬には、前に述べた内耳の揺れを防ぐほかに、内耳の敏感さにかかわる「むくみ」の改善に役立つ効果が期待できます。内耳のリンパ液や血液の循環をよくする作用が働いて、結果的にむくみを防いで内耳の敏感さを抑えてくれるのです。**雨ダルさんの内耳を、ある意味〝鈍感〟にすることで、気圧の変化にも耐えやすくなる、**というわけです。

さらに、めまい薬には前庭神経の興奮を抑える作用もあります。脳へとつながる前庭神経が興奮すると、脳からのシグナルにより交感神経が興奮します。前庭神経の興奮を抑えることは、交感神経を抑えることにつながります。この**むくみの解消と前庭神経の抑制という二つの働きにより、「気圧変化の察知→雨ダル症状の発症」という一連の反応を制御**してくれるのです。でも、薬がいつも効くとはかぎりません。同じ人でも体調や症状によって効き方が異なる場合がある点は覚えておいてください。

ところで、この内耳の敏感さに「むくみ」がかかわっていることを発見するきっかけになったのは、メニエール病を患った患者さんの存在でした。メニエール病とは内耳の病気の一つです。

メニエール病の主な症状としては、「視界がぐるぐる回るような激しい回転性のめまい」「難聴」「耳鳴り」「耳閉感」の4症状で、フランスの医師であるプロスペル・メニエール氏が発見したことから、この名前がつけられました。長らく原因が不明でしたが、**現在は、内耳の循環が悪くリンパ液がたまってむくんでしまうことが重大原因**とされています。常に内耳がパンパンにはれた状態のため、気圧や姿勢などのほんのわずかな変化を受けるだけではれた内耳がおかしな動きをし、神経細胞が刺激されて症状が出てしまいます。

雨ダル症状とメニエール病に共通するのは、**どちらも内耳の敏感さにかかわる「むくみ」**です。雨ダルさんの中には、メニエール病の診断を受けている人も少なくありません。また、メニエール病ほど重症ではないものの、むくみがあるために内耳が敏感になっている雨ダルさんも多いと考えられます。

「鎮痛薬」や「乗り物酔いの薬」も

雨ダルさんの強い味方

日常が頭痛やめまいとの闘いともいえる雨《あめ》ダルさんにとって、痛みの予防や一時的な解消には適宜、薬を服用するのがおすすめです。前にも述べましたが、重要なのは自分にとって「きちんと効く薬を、タイミングよく飲む」ことです。

痛みに効果的なのは、めまい薬のほかでは鎮痛薬や乗り物酔いの薬です。ただし気をつけたいのは、**いくら鎮痛薬が効くからといって、1ヵ月に10～15日も飲むのはNG。**飲みすぎると脳の興奮状態が蓄積して、**頭痛やめまいが悪化する「薬剤の使用過多による頭痛」を発症し、「脳過敏症候群」に進行する可能性**もあります。

市販の鎮痛薬の場合、買いだめした薬が家にたくさんあるために、飲みすぎてしまう人がいます。必要分だけ常備しましょう。さらに、市販の乗り物酔いの薬は成分がさまざまなので処方薬を飲むのがおすすめです。また、当然ですが妊婦さんや高血圧、糖尿病、高コレステロール血症などの持病がある人は、主治医に相談してから薬を飲みましょう。

119ページのアンケートの回答にもありましたが、痛みをひたすら我慢するより、積極的に薬を服用したほうが効果的です。ポイントは、鎮痛薬などはタイミングを逃すと痛みが消えにくくなるため、痛くなりはじめる前か、痛みが出たらすぐに飲むことです。痛みを我慢していると、薬が効きにくくなることはもちろん、タイミングを逃せば痛みが続き、また鎮痛薬を飲んで服用量が増えてしまうという悪循環に陥ってしまいます。

このような状態を回避するためには「どうすればいい？」という声が聞こえてきそうですが、**最小限の薬で、最大の効果を得るために必要なことは「雨ダル日誌」をつける**こと。そうすることによって、雨ダルさんを卒業する日も近くなるだけではなく、あなたに合った薬と飲むタイミングを知ることができるのです（雨ダル日誌については129〜133ページでくわしく解説します）。

痛みを我慢せずにすぐに薬を飲む！

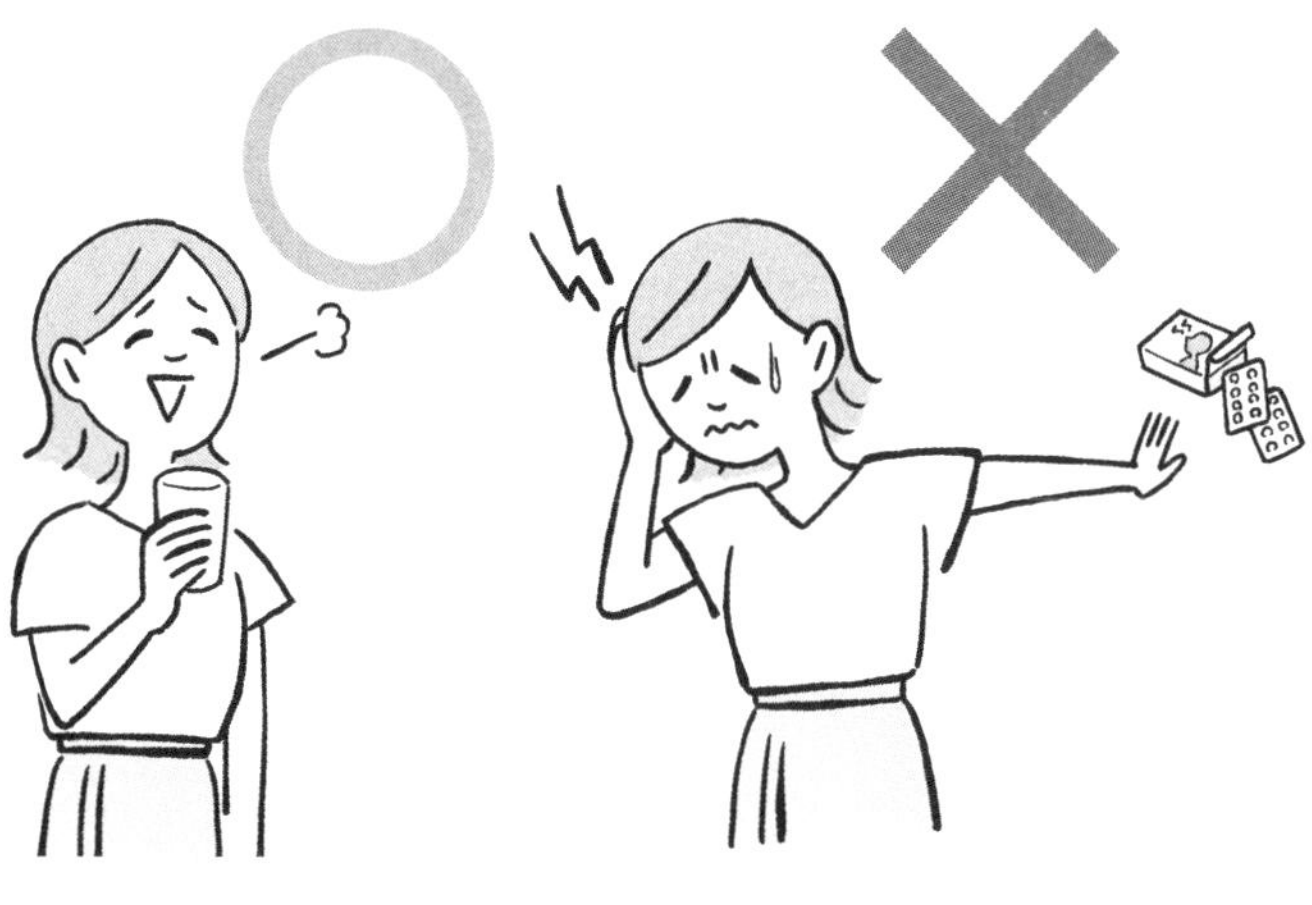

「漢方薬」もおすすめ

私は、雨《あめ》ダルさんの体質や症状に合わせて、漢方薬を処方することが多いです。**漢方薬を西洋薬といっしょに処方することで、鎮痛薬の量を減らすことができる**からです。

特に五苓散《ごれいさん》などは、内耳のむくみを解消する作用があり、吐きけや嘔吐《おうと》、めまい、頭痛などの症状にも適しています。漢方薬は人によって効きめが異なりますが、これらがよく効く場合は、漢方薬だけを飲むようにしてもいいでしょう。

でも、医療機関や医師によって漢方薬を扱っていないところも多くあります。その場合は市販の漢方薬を服用することになりますが、購入時は漢方に精通した薬剤師に相談するようにしましょう。自分の判断で漢方薬を選ぶのは難しく、**自分の症状に合うものを吟味して選ばないと、効果を十分に得られません。**また、症状が変化したら漢方を変える、季節によっても漢方を変える、という点も覚えておいてください。例えば、夏はむくみを取る漢方薬、冬は冷えを取る漢方薬など、専門家に相談しながら服用するのがおすすめ。薬剤師には、雨の日に体調が悪くなると伝えてください。

抑肝散《よくかんさん》

神経の高ぶりを抑えたり、筋肉の緊張をゆるめたりする作用があります。心身をリラックスさせ、不眠などの症状に効きます。

五苓散《ごれいさん》

むくみをはじめ、めまいや頭痛、吐きけ、嘔吐、下痢《げり》など漢方でいう「気血水《きけつすい》」の「水」が滞った症状を改善します。

柴苓湯《さいれいとう》

五苓散と小柴胡湯《しょうさいことう》(肝炎や胃炎、カゼなどに適応)の成分を合わせた処方で、炎症を和らげる作用があります。

半夏白朮天麻湯《はんげびゃくじゅつてんまとう》

水分の循環を改善し、無駄な水分を取り除く作用があります。めまいや頭痛、吐きけ、嘔吐、手足の冷えなどに有効です。

当帰四逆加呉茱萸生姜湯《とうきしぎゃくかごしゅゆしょうきょうとう》

血行をよくして体を温め、手足の冷えによる痛みを和らげてくれます。しもやけや血行不良による頭痛、下腹部痛、腰痛などに用いられます。

薬を飲むタイミングは人それぞれ

雨ダル症状が始まる2時間前の人もいれば3日前の人も!?

前にも述べましたが、雨《あめ》ダルさんの症状がいつ出るかや頻度は人によって異なります。企業が行ったアンケートでは「週平均2・2日」という回答が得られています。雨ダル症状が現れるタイミングも、雨の2時間前や3日前など人によってさまざま。

薬は、症状が現れるか現れないかのタイミングで飲むのがおすすめ。その**タイミングを知るために必要なのが雨ダル日誌です。**日誌をつけると、症状がいつ現れるか傾向がわかります。私も患者さんに雨ダル日誌をつけてもらっていますが、きちんとつけた人は、雨ダル症状が目に見えて改善することが多いです。

○ 1週間のうちで雨ダル症状が出る日数

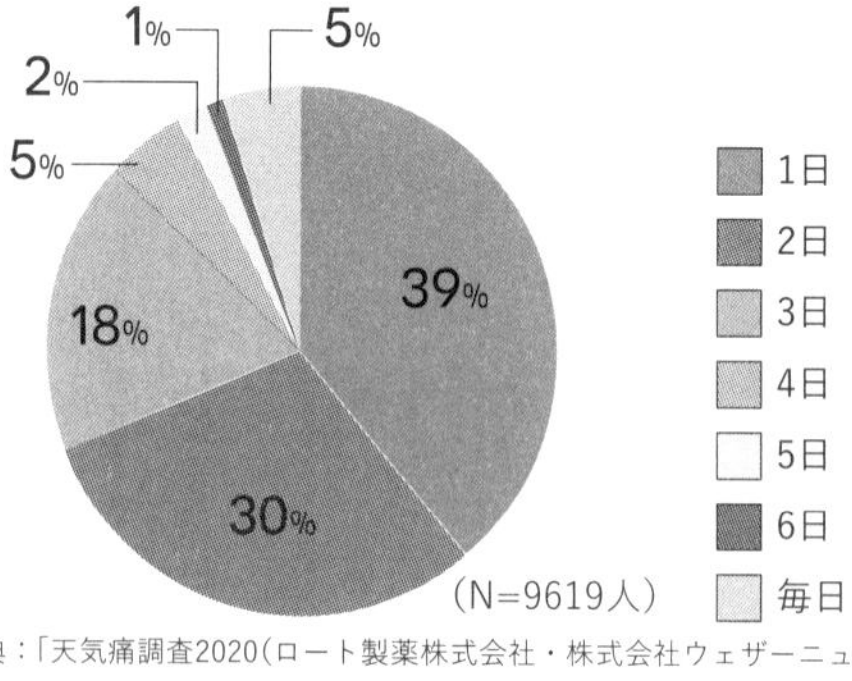

出典:「天気痛調査2020(ロート製薬株式会社・株式会社ウェザーニューズ)」

薬をいつ飲めばいいかわかる

「雨ダル日誌」とはどんな日誌？

「雨《あめ》ダル日誌」をつけることは、雨ダルさんの症状を客観的に知るために必要不可欠です。自分の体のリズムを客観視して薬を飲むタイミングを知るには、記録するのがとても効果的なのです。

日誌をつける期間は、基本1ヵ月間が目安。なぜなら、雨ダルさんの症状の現れ方を把握するのと同時に、さまざまな天気の変化をひと通り体験するのにちょうどいい期間が1ヵ月だからです。

この期間に、天気と自分の体の状態、頭痛などの症状の現れ方についてメモを取ってください。メモのポイントは、具合が悪くなったときだけでなく、**「これから症状が出そうだ。具合が悪くなりそうだ」という要注意のタイミングも書き込むこと。**体や気分の変調が起こる前には、何かしらの予兆を示す場合が多いので、「なぜだか眠くなってきた。生あくびが止まらない」などといった小さな症状や変化を見逃さないようにしましょう。

「雨ダル日誌」をつければわかります

さあ、実際に雨《あめ》ダル日誌をつけてみましょう。雨ダル日誌は、私も試行錯誤して改良し、患者さんにすすめています。132〜133ページをコピーして1ヵ月を目安に記録してみてください。

1 あらかじめ記入する箇所

A 特に悩んでいる痛みの症状

そのときの痛みや、慢性痛を記入。痛みだけでなく、めまいや不眠なども書き込んでください。

B 1週間分の天気予報

1週間分の天気を調べて、週の初めに書き込んでおくと1週間の予想が立てられて便利です。

2 毎日記入する箇所

C 実際の天気

1日の中で変化があった場合は、「朝はくもり、14時から雨」などと、細かく記入しておきましょう。

D 気圧(ヘクトパスカル)

気圧予報のアプリなどを用いて記載できればベターです。わからない人は空欄でかまいません。

E 痛んだ部位

人体の形が描かれているので、頭や肩など、その日に痛みが出てきた部分を塗りつぶします。

F 痛みの強さ

いちばん強い痛みを「10」、痛みを感じない状態を「0」と設定し、その日の痛みを数値化して記入します。

G 気づいたことをメモ

その日の行動や体調の変化、薬など、「雨ダル」にかんすることを記入します。くるくる耳マッサージや耳温熱をいつやったかなども書き込んでください。

3 1週間が終わってから書く箇所

1週間分の日誌を読み返し、メモ欄に気づいたことを書く。行動やその日の天気、服用した薬、痛み対策などによって、痛みがどう変化したかを確認すると、いつ痛みが出て、何をすれば痛みが和らぐかもわかってきます。

「雨ダル日誌」の記入例

A 特に悩んでいる痛みの症状

頭痛が頻繁に起きるので、ひどいときは市販の頭痛薬を飲んでいる。
また肩こりがひどい。

（　　　）月（　　　）日～（　　　）月（　　　）日

	B	C	D	E	F	G
月／日（曜日）	1週間分の天気予報	実際の天気	気圧（ヘクトパスカル）	痛んだ部位	痛みの強さ	気づいたことをメモ
6/1（火）	晴れのちくもり	晴れ	午前中 1012 夕方 1015	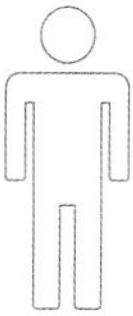	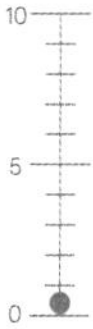	体調がいいので長めに散歩をした。
6/2（水）	雨	くもりのち雨	午前中 1010 夕方 1008	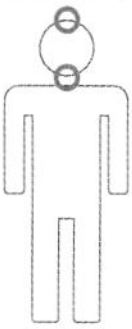	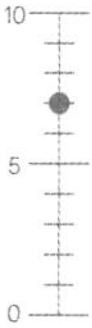	雨が降る前から痛みが出てきた。
6/3（木）	晴れ	くもりのち晴れ	午前中 1012 夕方 1014	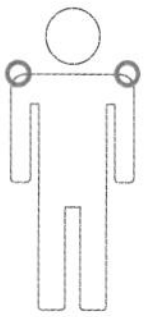	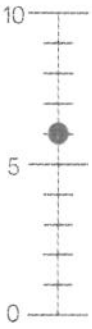	午前中から肩こりを感じた。
6/4（金）	くもりのち雨	雨	午前中 1008 夕方 1005	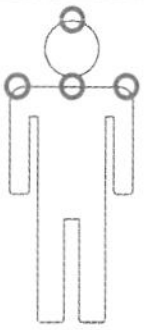	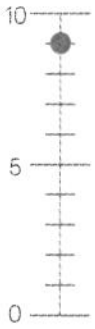	雨が降って一日中ダルさを感じた。

A 特に悩んでいる痛みの症状

(　　　)月(　　　)日～(　　　)月(　　　)日

	B	C	D	E	F	G
月／日(曜日)	1週間分の天気予報	実際の天気	気圧(ヘクトパスカル)	痛んだ部位	痛みの強さ	気づいたことをメモ
／ (　)				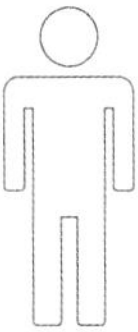	10 5 0	
／ (　)				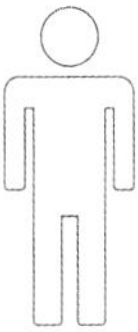	10 5 0	
／ (　)				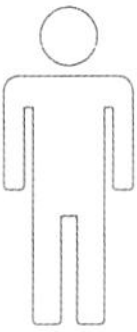	10 5 0	

MEMO

コピーしてお使いください。

WEEK 「雨ダル日誌」記入シート

	B	C	D	E	F	G
月／日 （曜日）	1週間分 の 天気予報	実際の 天気	気圧 （ヘクト パスカル）	痛んだ 部位	痛みの 強さ	気づいたことを メモ
/ （　）				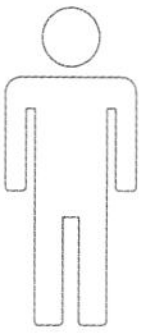	10 5 0	
/ （　）				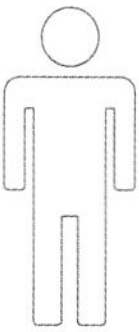	10 5 0	
/ （　）				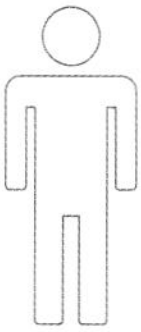	10 5 0	
/ （　）				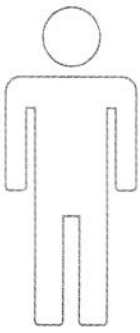	10 5 0	

気圧変化を教えてくれる
便利なアプリもおすすめ

「雨《あめ》ダル日誌」をつけるほかに、**スマートフォンアプリ「ウェザーニュース」のメニュー内にある「天気痛予報」の活用をおすすめ**します。症状への心がまえや薬の準備など、雨ダルさんの事前対策にとても役立ちます。

私が共同研究したもので、今までの統計をもとにして、雨ダル症状が起こりやすいタイミングを教えてくれるように設計しました。実際に寄せられたユーザーの症状報告と気圧データの分析結果から、雨ダル症状（天気痛）の発症に関与した気圧変化パターンを指数化し、発症するリスクを算出してくれます。

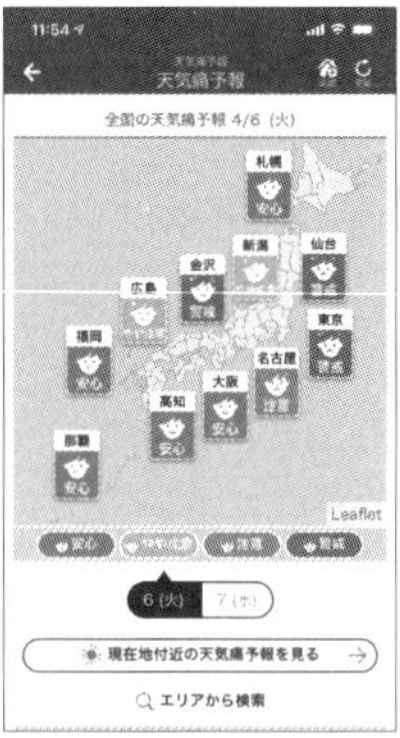

今日と明日の予報を全国・エリア・都道府県別で確認できる「天気痛予報マップ」。

天気痛が
危ない時
注意
警戒
スマホにお知らせ！
天気痛アラーム
このアプリには、体調の変化が起こりやすい危ないタイミングを予測して、スマートフォンに知らせてくれる予報サービスもあります。

本書や手帳などを利用して、雨ダル日誌をつけて携帯することももちろん可能ですが、スマートフォンにアプリをインストールしておけば、いつでも簡単に雨ダル症状のリスクや気圧変化などを確認することができるのです。紹介するアプリには、以下のような機能があります。

①全国・エリア・都道府県別の地図で、**今現在、どの地域が危険かを教えてくれる機能**があり、頭痛などが発症するリスクをわかりやすく表示してくれます。

②**薬を服用するタイミングや過去の症状分析に便利な機能**もあります。ユーザーの位置情報に合わせて気圧の変化予測がわかります。

③週間天気予報のように、**今後1週間の雨ダル症状の発症リスクを教えてくれる機能**もあります。

ほかにも、雨ダル症状の発症リスクが高いときに事前にアラームで教えてくれる機能や、自分の症状についてくわしく入力できる機能もあるので、とてもわかりやすく、使い勝手のいいアプリになっています。

いつ体調がくずれるのか予測できる

雨ダル日誌やアプリの効果

雨《あめ》ダルさんの中には、早速雨ダル日誌をつけはじめた人もいるかもしれません。スタートしてから**1ヵ月ほどたったら、自分の体と天気がどう連動しているのかが、少しずつ見えてくる**と思います。ひと口に雨ダル症状があるといっても、天気がくずれると痛みが出てくる人もいれば、くずれる1～2日前から出る人もいます。**症状はさまざまなので、自分のパターンを知ることが大切です。**

また、前述した気圧の変化を教えてくれるスマートフォンのアプリを併用するのもおすすめ。少しずつ使いこなしながら、自分の体調変化を理解しましょう。

◎わたしの天気痛メモ

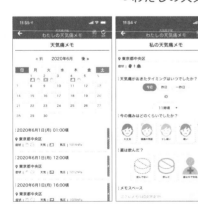

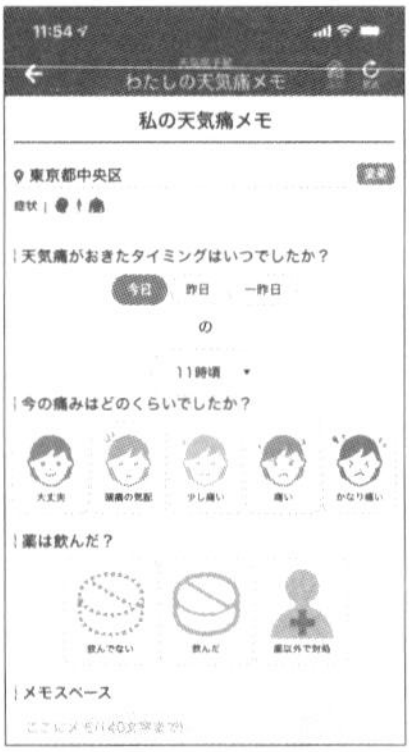

現在地を設定して痛みのタイミングや症状、薬の服用の有無を入力すると、そのときの気圧や天気などが併せて記録されます。1時間単位で必要な情報を記録でき、記録した内容はカレンダーで月ごとに見ることができます。継続すれば、雨ダルさんの傾向や対策を把握できるようになります。

最初は雨ダル日誌とスマートフォンのアプリの両方を使いこなすのは、ちょっと大変かもしれません。でも、徐々にならしながらぜひ併用してみてください。

雨ダル日誌は、**自分の言葉で書くことで、積極的な体調管理や変化の分析にもつながりますし、記録すると、振り返りや気づきなどに大きく役立ちます。**スマートフォンを持っていない場合は、この日誌をつけるだけでも大きな変化が出てくることでしょう。

アプリは、自分ではなかなか集められない天気や気圧にかんする情報が手軽に入手できるのがポイント。**私は特にアラーム機能が秀逸だと思います。**自分では予測できない気象状況の変化に伴う痛みやめまいなどのタイミングを予想して、前日の夜にスマートフォンに知らせてくれるのは画期的です。

このように、医師の診断や薬の服用だけでなくさまざまな方法を取り入れることが、雨ダルさんの生活を向上させる手助けとなります。症状が出そうなタイミングが予測できれば、薬を飲んだりするなど、痛みを自分でコントロールできるという自信につながります。そこから、雨ダル症状とのつきあい方がわかってくるのです。

薬に頼りすぎない体になるために

大切なのは体質を変えること

さて、この章では、薬を飲むタイミングを知るために、雨《あめ》ダル日誌をつけることが重要である点について述べてきました。とはいえ、**本当に大切なのは薬に頼りすぎない体質になる、つまり、体質改善を進めることです。**もしも、雨ダルさんが妊娠中だったり持病があったりしたら、なおのことです。

それでは、どのように雨ダルさんの体質を改善すればいいのでしょうか？**雨ダルさんの場合「体質を変える」中で、「自律神経を整える」ことにつなげるのがとても重要です。**なぜなら、雨ダル症状を引き起こす主な原因は、「自律神経の乱れ」にあるからです。自律神経とストレスに密接な関係があることは、前に述べたとおりです。ですから、まずは**自律神経を整えるための食生活や快適な睡眠などを心がけ、**なるべく過度なストレスをためないよう、日ごろから気を配るようにしてください。

自律神経の乱れを整えるには、「1日3食」という規則正しい食生活が基本となります。つい朝食を抜いてしまう人がたくさんいますが、朝食をとることは交感神経を優位にして

○雨ダルさんにおすすめの栄養

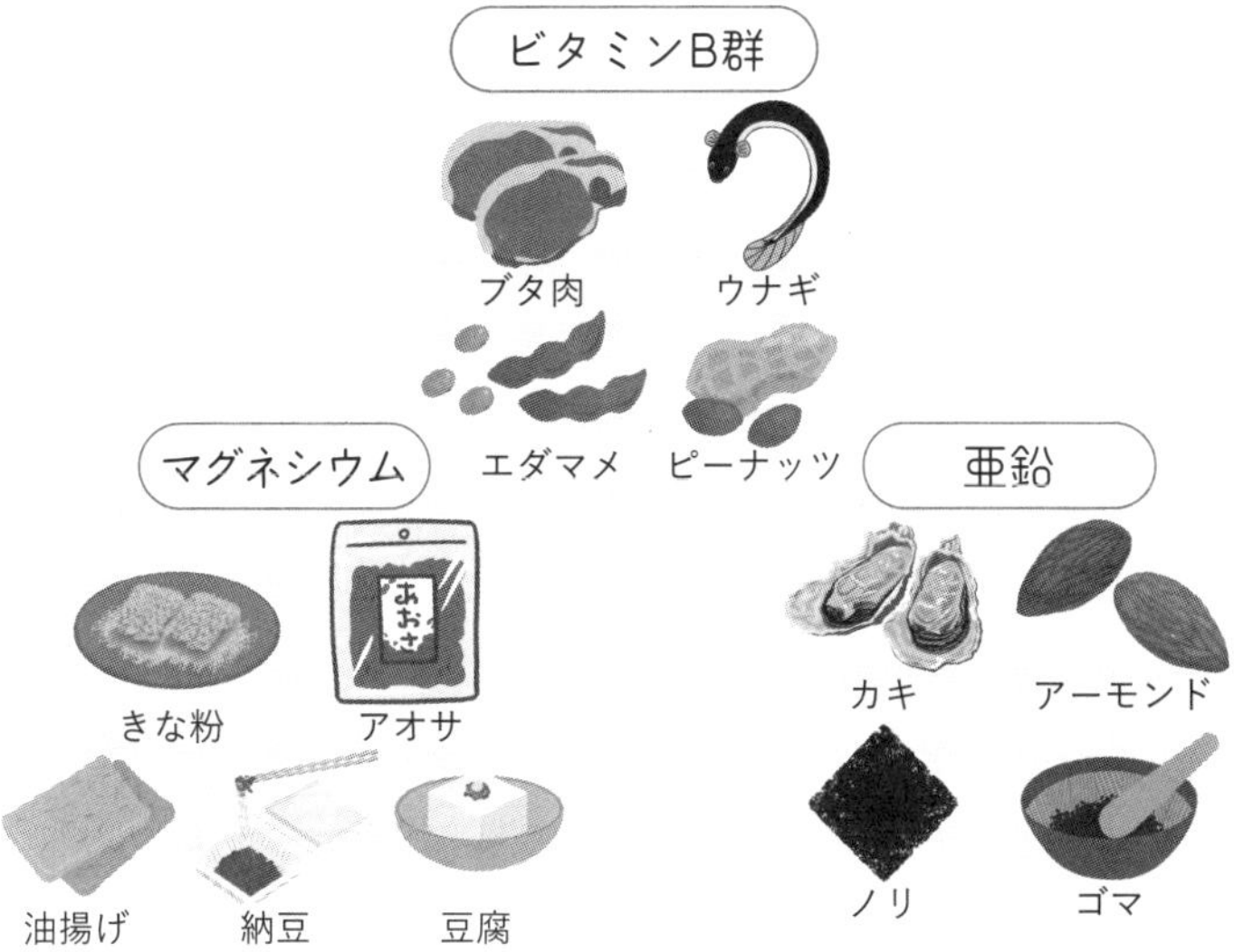
ビタミンB群
ブタ肉
ウナギ
エダマメ
ピーナッツ
マグネシウム
亜鉛
あおさ
きな粉
アオサ
カキ
アーモンド
油揚げ
納豆
豆腐
ノリ
ゴマ

体温を上げ、1日の活動をスタートさせるという大切な役割を持っています。また、**貧血ぎみの人は**低気圧の影響を受けやすいので、体にエネルギーを補給し、**神経細胞に働きかけるビタミンB群を摂取**するよう心がけてください。

雨ダルさんの特徴でもある**「内耳からくるめまい」に効くのは、亜鉛やビタミンB_{12}、マグネシウム**です。食事でとれないときは、サプリメントを利用してもかまいません。さらに、良質なたんぱく質は筋肉を作り、冷えやむくみ防止に役立ちます。

食事については第6章でくわしく解説していきます。ぜひ参考にして、日々の生活習慣を見直してみましょう。

薬が飲めない場合は？市販の薬で大丈夫？

〜薬にかんするQ&A〜

Q 生理痛と雨《あめ》ダル症状が同時に起こった場合、どちらの薬を飲めばいいのでしょうか？

A 生理痛用の鎮痛薬と頭痛の鎮痛薬は違う場合が多いといえます。たいていの場合は併用しても問題ないのですが、医師や薬剤師に一度相談してからのほうがいいでしょう。

Q 妊娠している人は薬を飲まないほうがいい？

A 妊娠1〜2ヵ月くらいは薬を控えるべきですが、その後は服用することも可能です。ただし、まずは主治医に相談してください。また、妊婦さんには「くるくる耳マッサージ」や「耳温熱」「雨ダルさんタオル体操」がおすすめです。これだけで体質が改善されることもあるので試してみてください。

Q 薬は飲みつづけると効かなくなるって本当？

A それは間違いです。週に1〜2回程度なら、長期間にわたって鎮痛薬を服用しても効きめは変わりません。ただし、1ヵ月に10〜15日も服用すると薬剤多用で、前に述べた脳過敏症候群になる可能性があるので要注意です。

Q 子供にとって安心な鎮痛薬は？

A 子供にも雨ダルさんはいます。症状がひどい場合は、小児科で相談してください。薬は、子供用の鎮痛薬から選ぶようにしましょう。「アセトアミノフェン」が主成分の薬なら、副作用もほとんどなく、子供でも安心して使用できます。

「雨ダルさん」カルテ⑥

“雨ダル日誌とめまい薬を用いて雨ダルさんを卒業できた”

遠藤愛美《えんどうまなみ》さん(仮名・23歳)は、雨の前に両こめかみと頭頂部に強い痛みが走るため、私の外来にやってきました。以前、別の医療機関を受診したところ片頭痛と診断され、薬と消炎鎮痛薬を処方されたものの徐々に効きにくくなり、私のところにきたさいは、すでに5種類ほどの鎮痛薬を服用していました。

遠藤さんに雨《あめ》ダル日誌をつけてもらったところ、雨が降る前日にめまいと倦怠《けんたい》感が起こるとわかりました。そこで、めまいの気配を感じたらめまい薬を飲んでもらい、片頭痛の薬は頭痛が起こりそうなときだけにしてもらいました。

遠藤さんには約半年間、受診してもらい、日誌やくるくる耳マッサージのおかげもあって薬を飲む量は徐々に減り、雨ダル症状も出にくくなりました。そして、半年後には「めまいがない日は頭痛も起きません。頭痛の頻度も減り、痛みも軽くなっています」と笑顔で報告してくれたのです。

遠藤さんの例を見てもわかるように、「いつ、どのタイミングで症状が現れるか」を知ることが雨ダル症状を防ぐのにとても重要です。

「雨ダルさん」カルテ⑦

“めまい薬と漢方薬の併用で生活の質が向上”

深川義之《ふかがわよしゆき》さん(仮名・52歳)は、雨の前の日からズキズキする首の痛みと両腕の脱力、ふらつきが始まり、天気がくずれると症状が悪化します。20代のころに、頚椎《けいつい》(首の部分の背骨)を圧迫骨折してから計6回の手術を受けていました。

問診したところ、深川さんは痛みがかなり強いことが判明。不安感と抑うつ状態も要注意の範囲で、症状のせいで生活にかなり支障をきたしている状況でした。

そこで私は、「痛みがひどくなる半日前にふらつく感じがある」というので、このタイミングでめまい薬を飲んでもらい、精神的にもリラックスできるよう漢方薬を処方しました。さらに、理学療法士の指導のもとでストレッチや筋トレも続けてもらい、雨《あめ》ダル日誌とアプリを併用して薬を飲むタイミングを覚えてもらったのです。すると、1ヵ月後には痛みの強さの抑制もさることながら、生活の質がぐっと向上しました。

深川さんの例から、よく効く薬をよく効くタイミングで飲むこと、セルフケアで体質を改善させることが雨ダルさんの症状改善には不可欠であると、おわかりいただけたのではないでしょうか。

第5章

防ぎ方は簡単です

雨天でなくても雨ダルさんを襲う
「乗り物頭痛」「起床時めまい」など

雨天でなくても頭痛などで悩む 雨ダルさん

実はコレ、気圧変化が原因です

「アップダウンが多く、トンネルがある高速道路を走ると、必ず頭痛やめまいに襲われる」
「飛行機の離陸時や新幹線のトンネルでは、いつも耳鳴りがひどく、やがて頭痛に変わる」
「ビルやマンションの高層階にいると、天気がよくても体がだるくて頭が痛い」

雨《あめ》ダルさんの中には、こんなふうに雨天でなくても、雨ダル症状が起こった経験のある人もいるのではないでしょうか？ **雨ダルさんの原因は、天気や気圧の変化のはず**なのに、これはいったいなぜなのでしょうか。

私は以前、関節炎のあるラット（実験用のネズミ）と健康なラットを気圧が操作できる空間に入れ、気圧低下で痛みが強まるか実験しました。痛みの強さは、関節炎のある足を刺激し、足上げ動作を何回したかで計測します。左ページの図表のように、健康なラットは気圧を下げても下げなくても1回程度。しかし関節炎ラットは気圧を下げると4回から6回に増え、痛みが増していると推察できます。そして、気圧の低い状態が30分ほど続くと、足上げ回数はもとに戻ります。つまり、**「足の痛みは気圧が低いからではなく、気圧変化で起こる」**ことがわかります。

また、同様のことを気温で試したところ、気温の場合は下げてもすぐには反応がなく、関節炎ラットの痛みは時間経過とともに徐々に強くなりました。これに対し、**気圧の場合は非常に素早く痛みが増す**と考えられます。

さらに神経痛のモデルラットを使って、どの程度の気圧変化で痛みが増強するかを調べると、5《ヘクトパスカル》程度の日常的な気圧低下で痛みが強くなることが判明しました。

これらのことから、痛みは「小さな気圧変化で短時間に悪化する」のがわかります。つまり、高層ビルや高速道路の高低差といった

◎気圧低下と温度低下のさいの関節炎ラットの痛みの変化

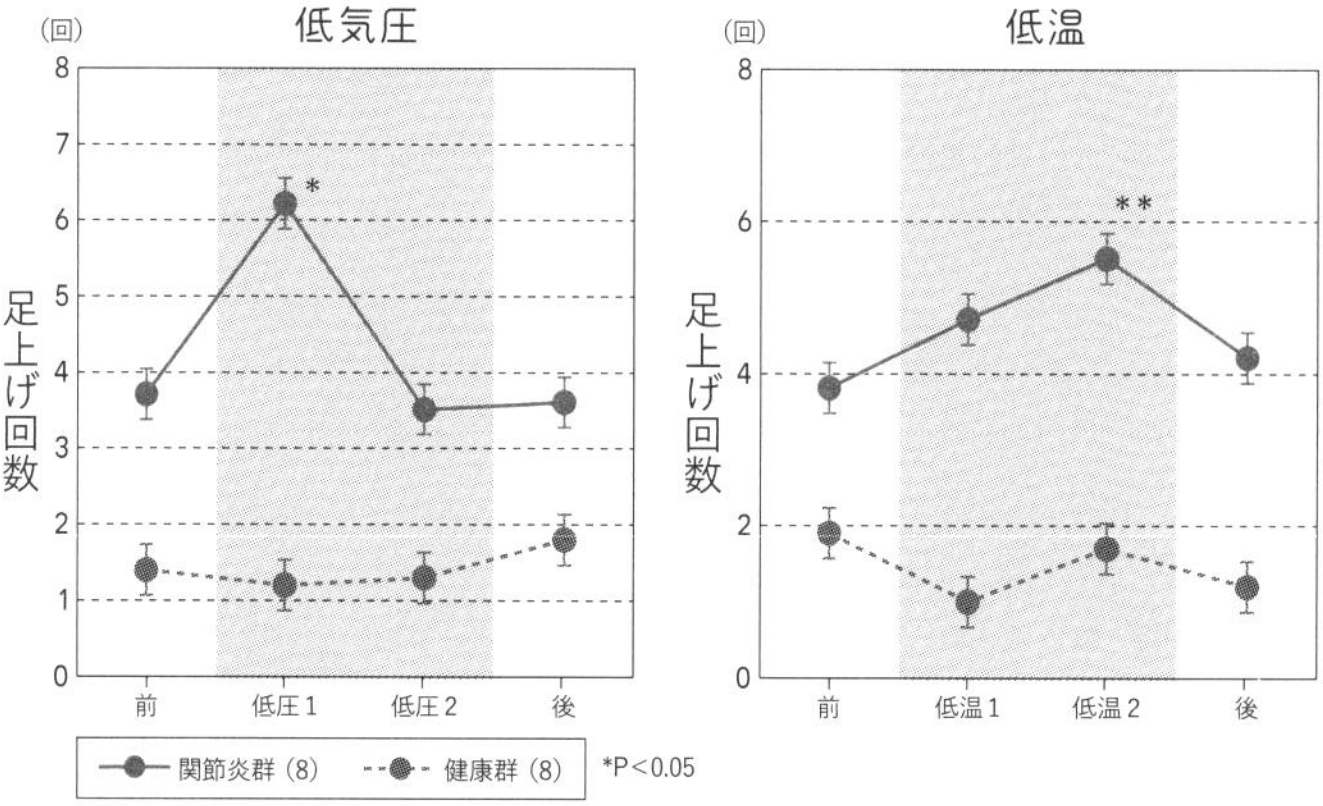

出典：Sato J., et al: Neurosci Lett.354: 46-49,2004,を改変

私たちの日常に存在する微妙な気圧差も察知し、瞬時に雨ダル症状が現れてしまう可能性があるのです。

さらに、**気圧が下がるときだけでなく、上がるときにも痛みが強くなります。**下の図表は、慢性痛のある患者さんに気圧を操作できる部屋に入ってもらって行った実験です。気圧を下げると慢性痛の痛みは悪化し、下がり切ると少し改善しますが、もとの気圧に戻すために気圧を上げると再び痛みは悪化。つまり、気圧が上昇して天気がよくなるときも雨ダル症状が現れる場合があるのです。

雨ダルさんを悩ませる犯人は、まさに「気圧変化」そのものだったのです。

○慢性痛の人の気圧変化による痛みの変化

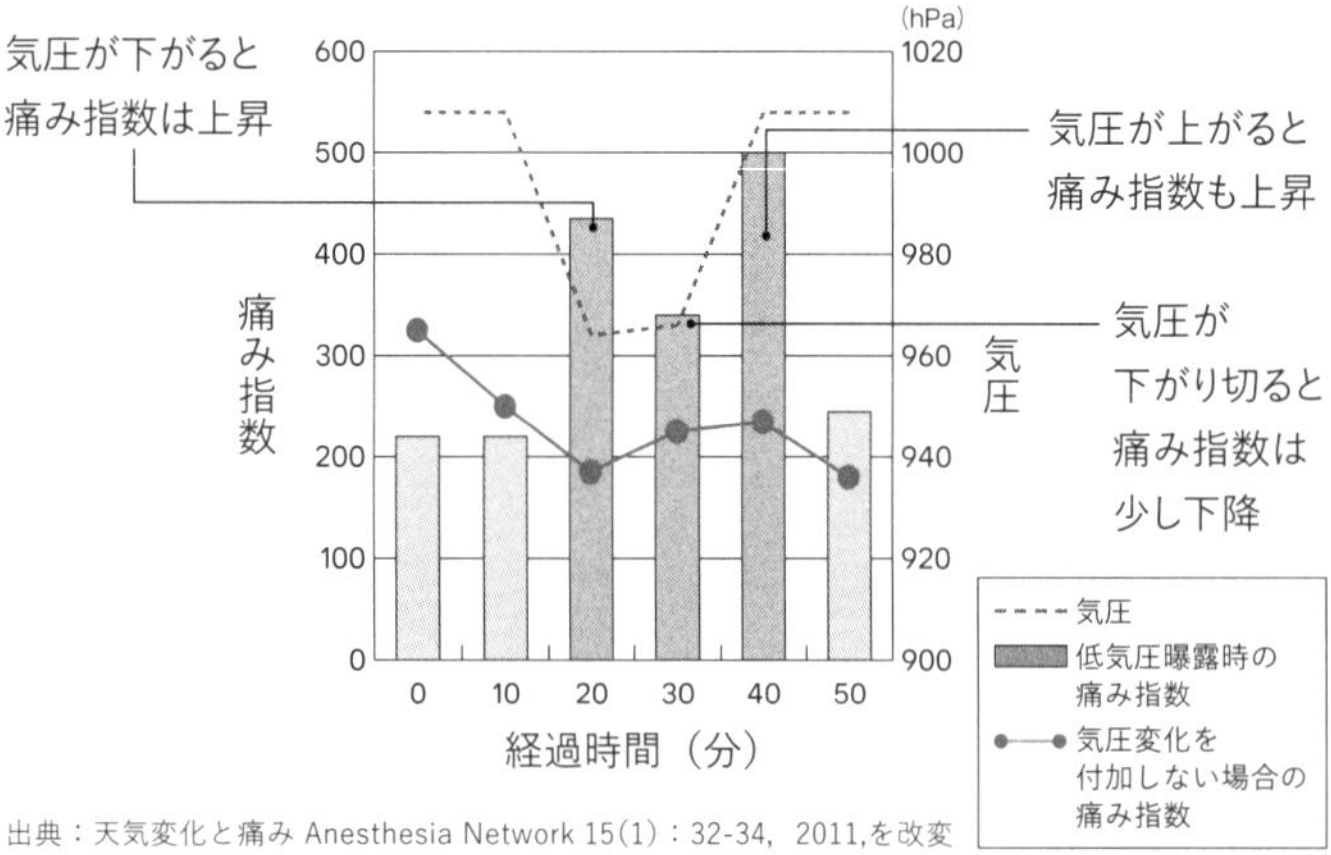

出典：天気変化と痛み Anesthesia Network 15(1)：32-34, 2011,を改変

「気圧が変化する場面」を知れば防げる

乗り物は要注意！

さて、雨《あめ》ダルさんの気圧センサーは予想以上に敏感で、日常生活の微妙な気圧変化を察知してしまうことがわかってきました。「天気の変化に対応するだけでも大変なのに、いったいどうすれば……？」と雨ダルさんたちは思っていることでしょう。でも、心配は無用です。**あらかじめ「気圧が変化しやすい場面」を頭に入れておけばいい**のです。

建物などの高低差もそうですが、高速の乗り物にはさまざまな気圧差が隠されているので要注意です。乗り物酔いをする人の中には、揺れや速度による酔いだけでなく、実は気圧変化による不調も含まれているのではないでしょうか。

そういった**高速の乗り物に乗る前には、忘れずにめまい薬を飲むなどしっかり対策をしておくこと**です。事前にくるくる耳マッサージをやったり（やり方は77～79ページ参照）、内《ない》関《かん》のツボを刺激（やり方は86～87ページ参照）してもいいでしょう。これだけで、頭痛やめまいなどの雨ダル症状ならぬ「乗り物ダル症状」がいとも簡単に防げます。

乗り物編①

新幹線のトンネルも雨ダル症状が多発。座る席や乗る前対処で防げます

新幹線は乗り物ダルさん（雨《あめ》ダルさん）にとって危険な乗り物。特にトンネルが問題で、**高速で走る新幹線はトンネルに突入するさい、高い圧力がかかります。**すると、物理の法則にしたがって、後方の車両は気圧がぐんと下がり、**その気圧差は最大で30ヘクトパスカル。**この数値は、小型の台風並みの気圧差なのです。

ちなみに、気圧変化の影響が少ないのはグリーン車のある中央付近。乗る前にめまい薬を飲むことも有効ですが、雨ダルさんはなるべく中央付近の車両に乗るといいでしょう。

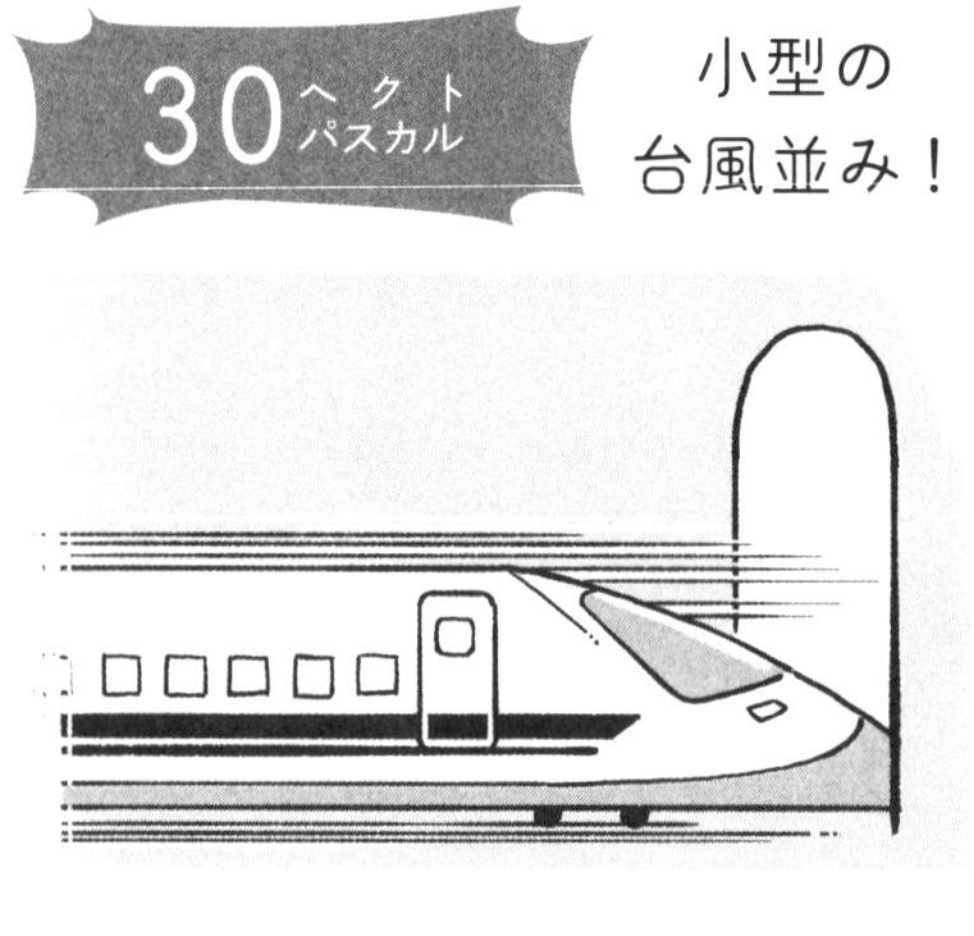

乗り物編②

飛行機の上昇時と下降時の気圧差に注意。薬を飲むことがおすすめの対処法です

乗り物ダルさんが最も苦戦するのが飛行機。離陸時と着陸時に気圧差が生じます。

通常、飛行機が飛ぶ上空は高度1万メートル付近で、0・2気圧ほど。機内の気圧は人工的に一定に保たれ外気圧とは異なります。ではなぜ、離陸時と着陸時に気圧差が生じるのか？実は、地上と上空の機内とでは、0・25気圧の差があります。なぜなら、機内を地上と同じ1気圧にすると外気圧との差が大きすぎるため、膨大な圧力に機体が耐えられなくなるからです。そのため、上空では機内を0・75気圧くらいに調節しています。

この気圧差を飛行機の上昇時と下降時に、私たちはくぐり抜けなければなりません。内耳が敏感な雨《あめ》ダルさんなら、頭痛や耳鳴りなどの乗り物ダル症状が出る場合もあります。飛行機の場合も、離陸前にめまい薬や漢方薬を飲んでおくのが有効な対処法の一つです。

自宅がマンションの高層階の人は……

雨ダル症状が悪化する可能性が!?

建物などの高低差でも気圧は変化します。**雨《あめ》ダルさんは、ほんの5《ヘクトパスカル》でも気圧差を察知してしまう可能性があるので、高低差にも注意しなくてはなりません。**

まず、高低差によってどのくらいの気圧変化が生じるのか。気圧は、10《メートル》ごとに1《ヘクトパスカル》変化します。高さが20《メートル》なら2《ヘクトパスカル》、30《メートル》なら3《ヘクトパスカル》低下するといった具合です。では

もし、タワーマンションの30階に住んでいたら……。

通常、１フロア分の高さを約４《メートル》としたとき、30階なら地上から約１２０《メートル》の高さです。

ということは、12《ヘクトパスカル》もの気圧差が生じてしまうのです。

この気圧差を高速のエレベーターで上り下りすると、雨ダルさんの体には大きな負担がかかります。**エレベーターの上り下りは、飛行機の離着陸と同じしくみで耳に影響を及ぼします。**実際、マンションの高層階に引っ越したことで体調をくずす雨ダルさん（この場合は「高層ダルさん」でしょうか）が少なからずいるのです。

さらにいうと、地下5階にある地下鉄でビルの20階にある会社へ通勤していたらどうで

しょう？　1日のうちで気圧変化を何度も体験することになってしまいます。

こうした生活をしている人、またマンションの高層階に住む人で、もし思い当たる症状があれば、自分が「高層ダルさんではないか？」と一度疑ってみてください。

だるさの原因が気圧変化だとわかれば、対処法はたくさんあります。例えば、エレベーターを使う前に、くるくる耳マッサージをやってもいいし、ふだんから雨ダルさんタオル体操を行うのもいいでしょう。マンションの高層階に住んでいる人は、いっそのこと低層階に引っ越したり、地下鉄を使っている人は通勤手段を変える手もあります。原因さえわかれば、解決策は意外とすぐ見つかるものです。

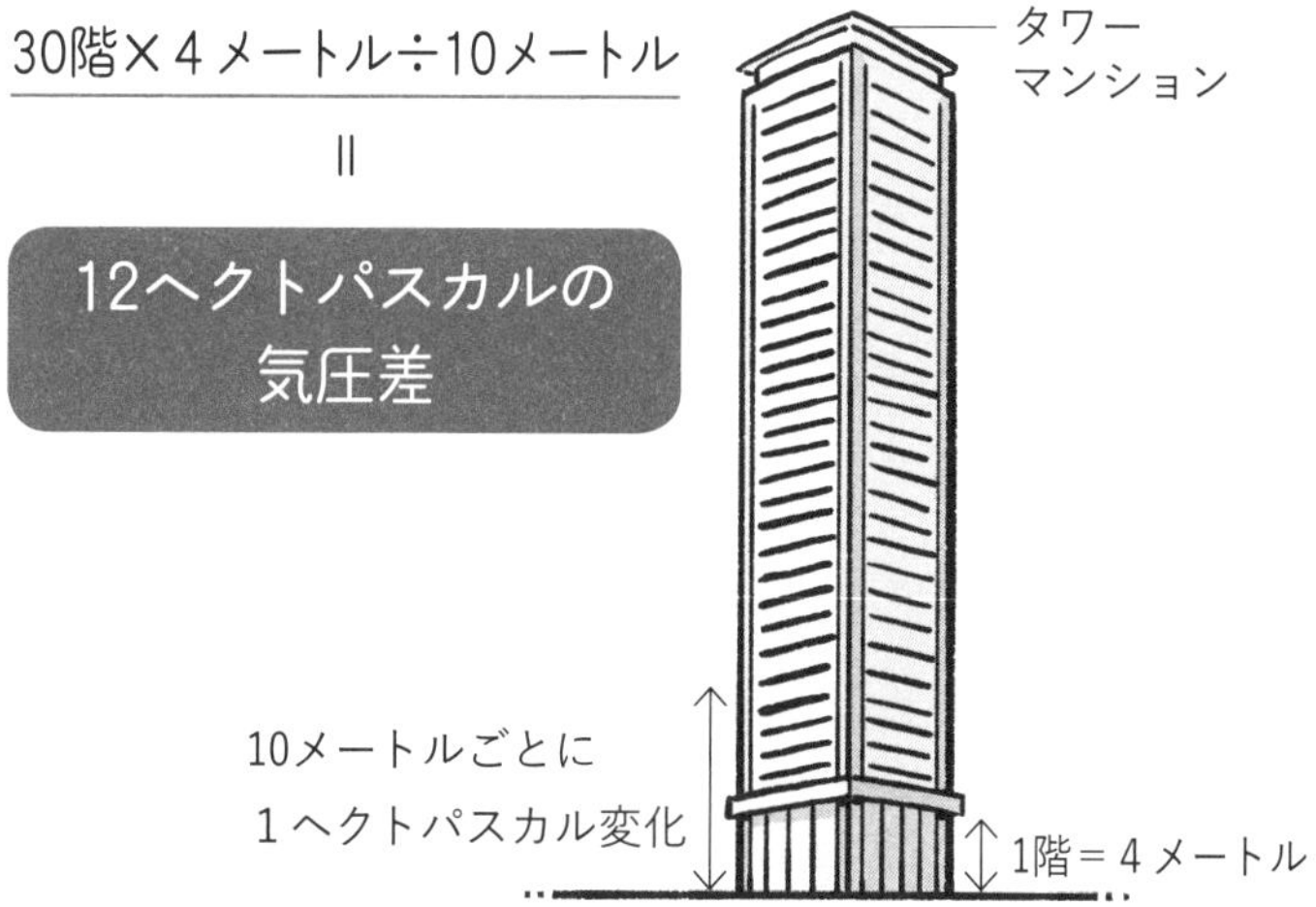

雨ダルさんに多い「起床時めまい・頭痛」

睡眠中の気圧変化が原因なので「寝る前服薬」がおすすめ

もう一つ、日常生活の中で、意外な気圧変化の影響を紹介しましょう。それは、夜中に起きる急な気圧変化。**夜こそ、雨《あめ》ダルさんが用心しなくてはいけない時間帯です。**

ぐっすり寝たにもかかわらず、朝起きたとき頭痛やめまいがすることはありませんか？「熟睡したのにどうしてだろう？」と不思議に思ってしまうこの「起床時めまい・頭痛」。実は、次のような理由があります。

天気による気圧変化とは別に、**気圧は1日**

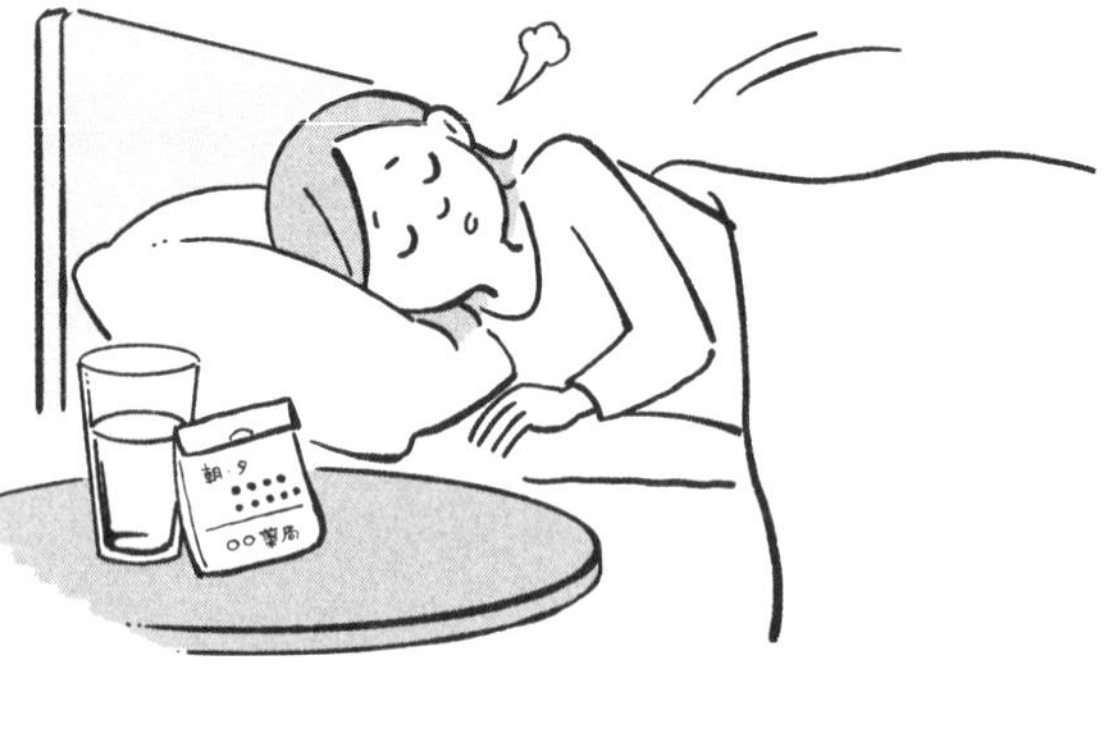

に2回、微細なアップダウンがあります。日光で大気が暖められることや、逆に日没後に冷えることで起こるこの現象は「大気潮汐《たいきちょうせき》」と呼ばれるもの。夜中はこの大気潮汐によって気圧が少し下がるのです。

とても小さな気圧差ですが、重度の雨ダルさんは雨ダル症状の引き金になることもあり、さらに夜中に雨が降ったら、ひどい頭痛とともに目が覚めてしまう場合もあります。

「起床時めまい・頭痛」を引き起こす原因はほかにもあります。それは意志とは無関係に血管や内臓の働きを支配している自律神経の乱れ。睡眠中は脳も眠っているため、自律神経も休みます。**そんなときに気圧変化が訪れると、体が自己防衛できず、無抵抗のまま気圧変化の影響を受けてしまい、目覚めると痛みがピークに達してしまうのです。**こうなると手に負えません。痛みが悪化すると鎮痛薬を飲んでも効かなくなる場合もあります。

これを防ぐには、夜中に気圧が下がるかどうか（雨が降りそうか、寒暖差が激しそうか）を毎日チェックし、気圧の変化を感じたら、寝る前にめまい薬や漢方薬を飲んでおくことが大切です。

いずれにしても、「起床時めまい・頭痛」の予防はこれにつきます。

梅雨の6月7月・台風の9月・豪雪の2月など

雨ダル症状が多発する場所と時期

雨《あめ》ダルさんを悩ませる天気は、季節や場所によっても変わってきます。雨ダルさんが注意しなければならない季節はいつでしょうか？　また、場所によって雨ダル症状が悪化したり、改善したりするのでしょうか？

雨ダル症状が出やすい時期は、季節の変わりめ。特に冬から春は、急に暖かくなったり寒さが戻ったりと、寒暖差が激しく気圧が大きく変動します。また、新年度が始まって環境に変化があると、自律神経は乱れがちになります。そこへ天気が影響し、雨ダル症状は悪化します。

次に気をつけたいのは**低気圧が停滞しつづける梅雨時。**だらだら続く長雨に、体調だけでなく気分まで落ち込んでしまうため、うつ症状が出やすくなります。

さらに、夏から秋にかけてのゲリラ豪雨や台風も要注意。特に**ゲリラ豪雨の場合、局地的に気圧が急変するため、雨ダルさんはまともに影響を受けます。**どちらも近年ますます頻繁になっていて、台風は本来は熱帯地方の海上で発生するものでしたが、地球温暖化で海水温が上昇した結果、日本近海でも発生するようになりました。雨ダルさんにとって、気象状況は年々厳しいものになっています。

こう考えると、いつも雨ダルさんに不利な天気ばかりのようですが、冬だけは気圧が安定しています。とはいえ、それも太平洋側の地域だけ。日本海側はくもりがちになり、雨や雪、場所によっては豪雪に見舞われることもあるので、雨ダルさんにとっては悪条件です。

いずれにせよ、天気の移り変わりが激しい場所は雨ダルさんにとって過酷です。では、どんな場所が雨ダルさんの体にやさしいのでしょうか？

私は高地がいいのではないかと思っています。高地は低地よりも気圧は低いのですが、すでに述べたように、**雨ダル症状の原因は気圧の低さではなく気圧変化。低くても安定していればいい**のです。

以前、国内各都市の平均寿命と気圧の関係を調べたことがあります。すると、ゆるやかながら「平均気圧が低いほど長寿」という相関関係が見られました。気圧が低いと、湿度も低く大気がさわやかです。つまり人間にとって快適な気候といえるでしょう。

「雨ダルさん」カルテ⑧

雨ダルさんが快適な場所はハワイ？

昔から日本人が大好きな旅行先にハワイがあります。美しい海に南の島という、超開放的なイメージに憧れるからでしょうか。理由はいろいろありますが、なんといってもハワイの気候が人々をひきつけていると私は考えています。

私が知っている患者さんの中には、「ハワイに行くと頭痛がなくなる」という人が何人もいます。日本は春夏秋冬があって気候も変化しやすく、雨《あめ》ダル症状は一進一退です。いつも天気に振り回され、だるくなったり頭痛がしたり……。けれどもハワイへ行くと、そんなわずらわしさを忘れて快適に過ごせるのです。一種の「転地療養」のようなものです。

確かにハワイは天気の変化が少ない土地です。年間を通して気温は20〜30度くらい。暑すぎず寒すぎず、ちょうどいい気温です。雨期と乾期がありますが、晴天率がとても高く、日本よりずっと気圧は安定しています。そんな気候に加えて、リゾート地ならではの解放感が自律神経によい影響を与えているのかもしれません。

日本にも気候がよく、古くから避暑地や保養地として人気の場所があります。そんな土地を訪れるのも、ちょっとした「転地療養」になるかもしれません。

第6章

気圧に負けない体になる！
食事・睡眠・お酒の飲み方など

雨ダルさん卒業をめざす生活Q＆A

雨ダルさん からの卒業をめざすあなたに

自律神経が整い、症状の悪化も防げる Q&A

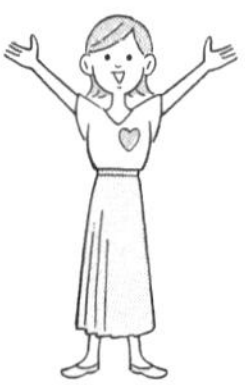

この章では、私が雨《あめ》ダルさんからよく聞かれる質問にお答えしていきます。みなさんの雨ダル症状が改善し、ひいては雨ダルさんをいつか卒業するために知っていただきたい食事法や睡眠法、入浴のコツなどがあるので、ぜひこの章で学んでください。

Q 雨ダルさんは病院の何科にかかればいいですか？

A まずは、かかりつけ医に相談することをおすすめします。ただし、天気痛は認知度が高くないので、「雨が降ると頭痛がする」と訴えるだけでは理解してもらえない可能性があります。第4章で述べた「雨ダル日誌」をつけて持参するなど、医師にできるだけ具体的な病状が伝わるように話をしてください。

かかりつけ医がいない人は、頭痛外来か総合病院の慢性痛専門外来で診《み》てもらいましょう。慢性痛専門外来は、原因不明の痛みが専門なので、雨ダルさんの症状にも理解があると思います。

Q 雨ダルさんは医師の世界では知られていますか？

A 残念ながら雨ダルさんを悩ませる天気痛自体が、医師の世界でもあまり知られていません。なぜなら、天気痛はその人がもともと持っている慢性痛である場合が多く、慢性痛の原因は複雑で特定しにくいため「気圧の影響を少なからず受けている」とはいい切れないからです。とはいえ、以前に比べれば天気痛に理解のある医師も増えていると思っています。

Q　自律神経を整えるのにおすすめの栄養素はありますか？

A　ビタミンB群がおすすめです。ビタミンB群は、脳や神経を正常に保つ働きが期待できるため、交感神経と副交感神経のバランスを整えるのに役立ちます。さらに、ドーパミンやノルアドレナリンといった脳の神経伝達物質の生成にもかかわるとされ、不足すると集中力が続かずにイライラして疲れやすくなります。

もし集中力が続かず疲れやすさや無気力を感じたら、ビタミンB群不足のサイン。ビタミンB群はウナギ、ブタ肉、玄米、それにピーナッツやエダマメなどの豆類に多く含まれます。また、自律神経を整えるのに重要とされるビタミンB_{12}はシジミや赤貝などの貝類に多いので、これらの食材を積極的に食べましょう。

Q　雨ダルさんには亜鉛やマグネシウム、鉄分がおすすめと聞きましたが、なぜですか？

A　亜鉛、マグネシウム、鉄分は身体機能の維持に欠かせない必須ミネラルです。これが不足すると、貧血や成長障害などが起こるほか、脳の働きが低下して心の健康や自律神経にも悪影響が及ぶため、雨ダルさんには特に必要な栄養素です。

具体的に亜鉛は、脳内のドーパミンの生成を助ける役割があり、不足するとドーパミンが減少してやる気がなくなり、うつ症状へと発展するリスクがあります。マグネシウムは交感神経の興奮を抑える効果があり、鉄分もさまざまな神経伝達物質の合成にかかわっているため、不足すると睡眠のリズムが乱れるなどの精神症状が現れるとされます。

さらに、雨ダルさんは貧血にも注意してください。鉄分不足で貧血が進むと、肩がこる、頭が重いなどの症状が起こり、天気がくずれたときに雨ダル症状が出やすくなるのです。ミネラルは人間の体内では生成できない栄養素なので、意識的に食べ物で摂取するようにしましょう。亜鉛はカキやタラコ、ノリ、ゴマ、スルメ、煮干し、マグネシウムはきな粉や油揚げ、豆腐、鉄分はレバーやホウレンソウ、小松菜、アサリ、シジミなどに多く含まれます。

Q 私は昔から朝食をとらないのですが、
それが雨ダル症状と関係はありますか？

A

朝食を食べない習慣は、雨ダル症状の発症に関係すると思います。私たちの体は、夜寝ているときは副交感神経が優位な状態ですが、起床後はスイッチが切り替わって交感神経が働きだします。

朝食は、その自律神経のスムーズな切り替えを助けてくれる役割があるのです。朝食を食べてエネルギーを補給し、交感神経をしっかり働かせることは、自律神経を整えることにつながり、雨ダル症状の予防にも役立つと考えられます。もちろん朝食だけではなく、規則正しい時間に1日3食とることが雨ダルさんを卒業する近道です。

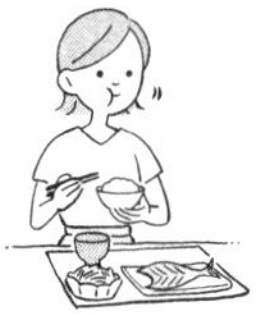

Q 雨ダルさんがとってはいけないものはありますか？

A

特にはありませんが、刺激物はとる時間帯や量に注意を。例えば、アルコールをとると交感神経が活発になります。雨ダルさんの場合は夜に交感神経が活発になりすぎると寝つけなくなり、ひいては自律神経が乱れて症状が出やすくなります。同様に、カフェインも交感神経を優位にさせるため、とる時間帯に要注意。コーヒーや紅茶、緑茶、カフェイン入りの栄養ドリンクは、夕方以降は飲まないのがベスト。どうしても飲むなら量は控えましょう。

Q 雨ダル症状が発症しやすい旅行先はありますか？

A

天気の移り変わりが激しい地域、気圧や気温が不安定な地域は雨ダル症状を悪化させるのでさけるといいかもしれません。また、目的地と出発地の天気が違う場合、かなりの気圧差を体感することになるので、理想は自宅と気象条件が変わらない旅行先がおすすめです。くるくる耳マッサージなどを日課にして、どんな旅行先にも行ける体になりましょう。

Q 雨ダルさんにはどんな運動法がおすすめですか？

A ウォーキングや軽いランニング、水泳または水中ウォーキングなど、長くゆっくり続けられる運動がおすすめです。なぜなら、これらの運動は強度が軽めのため、自律神経を整える効果が期待できるからです。また、足腰の筋肉強化は全身の血流アップにつながり、結果的には自律神経を整えるのに役立ちます。その点からいうと、足腰の筋肉を鍛えるスクワットなどは、雨ダルさんを卒業へと導くおすすめの運動法です。

Q 雨ダルさん卒業のためには運動が不可欠なのはわかりますが、忙しくてできません。どうすればいいですか？

A 前に紹介した雨ダルさんタオル体操などは簡単に短時間でできるので、忙しい人にもおすすめです。全部やるのが大変であれば、1種類だけでもかまいません。座ったままでもできるので、デスクワークの途中でやってみてください。また、通勤のさい1駅手前で降りて歩いてみたり、電車の待ち時間に「爪先立ち」をしたり、日ごろから体を動かすよう心がけるだけでも体調は変わってきます。

Q 雨ダルさんを卒業できたら、運動はやめてもいいのでしょうか？

A 運動をやめていいわけではありません。適度な運動を日々続けることで、血行がよくなり自律神経も整います。もしも急に運動習慣をなくしてしまうと、もとの雨ダルさんに逆戻りする可能性がありますので、できる範囲内で続けましょう。

Q 在宅勤務が増えて自粛期間もあったせいか、以前よりも雨ダル症状が悪化した気がします。なぜですか？ 対策はありますか？

A 家の中でじっとしていると、徐々に体がだるくなることがあります。これは、交感神経と副交感神経の切り替えがうまくいかず、自律神経が乱れているサイン。そんなときは、体を動かすのが一番。散歩がてらのウォーキングでもいいし、ストレッチや雨ダルさんタオル体操でもかまいません。すると、自律神経の切り替えがスムーズになります。

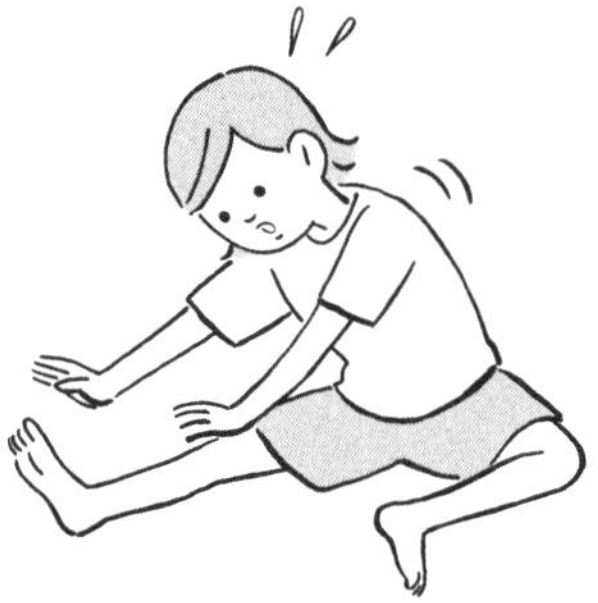

Q 雨ダル症状があるとき、体を動かさないほうがいいですか？

A 症状がひどくて寝込むような痛みでなければ、特に安静にする必要はありません。体を少しでも動かしているほうが自律神経を整えるのに効果的なうえ、血流もよくなります。

Q 雨ダルさんはお酒を飲むときに気をつけるべきことはありますか？

A 前にも述べましたが、アルコールは交感神経を活発にするため飲みすぎないことが重要です。アルコール全般が頭痛の原因になりますが、特に赤ワインは片頭痛を起こしやすいといわれているので、頭痛持ちや雨ダルさんにはおすすめできません。雨ダルさんは天気が悪化しそうなときは、アルコールを控えましょう。

Q　タバコは天気痛を悪化させますか？

A　タバコも交感神経を過剰に刺激して、自律神経を乱します。また、心拍数の増加や血圧上昇に加え、血管の収縮も促します。よって、雨ダルさんには悪影響を及ぼす可能性が高いです。

Q　ひどい台風の日は薬を飲んでもまだ頭痛がします。緊急対処法はありますか？

A　「耳温熱」がおすすめです。頭痛がひどくて起き上がれないときでも、耳にホットタオルや温かいペットボトルを当てるだけなので簡単です。とはいえ、基本は「痛みが出る前に薬を飲む」こと。早め早めの対策を心がけましょう。

Q　台風がくる前に、薬を飲む以外でやっておくべきことはありますか？

A　なんといっても、まずはくるくる耳マッサージをやっておくといいでしょう。例えば明日に台風がくるとわかったら、もしくは予兆があったら、夜寝る前にくるくる耳マッサージをして内耳の血行をよくしておきます。これに加えて耳栓をして寝れば、なお効果的。この2つだけで翌日の雨ダル症状をかなり緩和できます。

Q　ツボ刺激は押せば押すほど効くのでしょうか？

A　押せば押すほど効かなくなります。ツボはいつも押していると体が刺激になれて効かなくなってくるので、ときどき押すほうがいいのです。一般的には、1回5～6秒を3～5回程度というのが適度な押し方です。また、強く押せば効果が高いというわけでもありませんので、押して気持ちいいと感じる範囲で行ってください。

Q 夜遅くまで起きていると、雨が降っていなくても雨ダル症状を感じますがなぜですか？

A 雨ダルさんは、もともと片頭痛や緊張型頭痛を持っている人が多く、気圧変化以外の要素も引き金になります。その一つが睡眠不足。睡眠不足が身体的ストレスとなって自律神経に悪影響を及ぼし、頭痛などの雨ダル症状を誘発します。また、深夜まで起きていると、体内時計をうまくリセットできず、生活リズムもくずれてきます。

Q 自律神経の切り替えのためには、起床後すぐに朝日を浴びるのがいいとは本当ですか？

A 朝日を浴びると、脳で分泌《ぶんぴつ》されるメラトニンの量が減少します。メラトニンは体内時計に働きかけ、自然な眠りへと誘導する「睡眠ホルモン」のため、減少すると体が活動モードに切り替わります。そして、14〜16時間たつとメラトニンは再び増え、脈拍や体温、血圧が下がりはじめて自然と眠けが起こります。つまり、睡眠のリズムを一定に保つことができ、自律神経がうまく整うのです。

Q 雨ダルさんにおすすめの入浴法はありますか？

A 入浴は体をリラックスさせて、筋肉の緊張をほぐす効果があります。つまり、副交感神経の働きが高まるのです。その点からいえば、入浴は雨ダル症状の改善につながるはずです。ただし、気をつけたいのは片頭痛持ちの人。片頭痛は体が温まることで血管が拡張し、悪化する場合があるからです。片頭痛持ちの人には、シャワーだけで効果的に体を温める方法もあります。例えば、肩〜背中に熱めのシャワーを当てて筋肉の緊張をほぐしたり、おなかに当てて内臓を温めたり、冷えた足先に当てたりと集中的にシャワーを活用する方法です。また、足湯も副交感神経が優位になるのでおすすめです。

Q 冷え症も、雨ダル症状の原因になりますか?

A
冷え症の人は血行が悪くて内耳もむくみやすいので、気圧変化に敏感になり、雨ダル症状につながります。
そもそも冷え症の原因の一つは自律神経の乱れ。自律神経のバランスが悪いため、寒いときも血管が収縮せずに熱が逃げるのです。かといって、厚着や靴下の重ねばきで保温するのは、血管が収縮する機会を奪うので、私は患者さんにはおすすめしません。おすすめは、お風呂から出る前にひざから下へ水をかける方法。「冷たい!」という刺激を脳に伝えて、自律神経を訓練し、血管を収縮させるのです。ただし、冷たすぎると自律神経を過度に刺激してしまうため、初めはぬるま湯から試してください。

Q 気圧が下がりきった後も頭痛が続きます、なぜですか?

A
雨ダル症状の現れ方は人によって違います。気圧が下がる数日前から症状が現れる人もいれば、下がる直前に現れる人などさまざまです。また、気圧が上がるときに雨ダル症状が現れる人もいます。ご質問の症状がある場合、気圧の上昇と下降が両方とも影響しているので、天候が安定するまで薬を継続的に服用するのも一つの手段です。

Q 雨ダルさんに一生ならない人とは、どんなタイプの人ですか?

A
慢性痛などの持病がない人、また、気圧変化に負けない自律神経を持っている人なら、雨ダル症状は起こりません。ただし、今は世界的に異常気象が広がっているので、気圧変化によるストレスは年々強くなっていると思います。つまりは、今は大丈夫でも、受けるストレスが強くなれば誰もが雨ダルさんになる可能性があると思います。もしも、雨ダル症状が起こったとき「これは気圧変化が原因だな」と知っていれば、冷静に対処できますよね。そうした点からも、私はぜひ多くの人に雨ダルさんについて理解を深めてほしいと思っています。

おわりに　愛しき雨ダルさんたちへ

「雨《あめ》ダルさんの本」、いかがでしたでしょうか。きっと「私は雨ダルさんだったんだ！」と、本書で初めて知った人もいるでしょう。でもどうか、ガッカリしないでくださいね。

気圧変化に敏感なことは決して欠点ではありません。「視力がいい」「味覚が鋭い」といった五感の鋭さと同じで、本来は人間にとってメリットだったのではないかと私は考えています。気圧変化は少なからず誰の体にも負担がかかります。雨の日に不調を感じて休息することは理にかなっているのです。恐らく、自然の摂理に従って暮らしていた昔の雨ダルさんは、内耳の敏感さを利用して体を休め、自律神経のバランスを取っていたのではないでしょうか。もしかしたら天気予報のない大昔に雨を予測できる貴重な人だったのかも……と想像すると、雨ダルさんである自分が少し誇らしくなりませんか？

とはいえ、今を生きる雨ダルさんたちは、雨天でも休まずにつらい日々を過ごしているでしょう。雨ダルさんは、体調が悪くてもがんばってしまう人が多いと思います。本書で私が伝えたかったことは、そんな愛しき雨ダルさんたちが少しでもらくになる方法でした。

自分でできる対策があることを知ってもらいたかったのです。ちゃんと伝わりましたか？もし、あなたが雨ダルさんなら、本書のセルフケアを今日から試してみてください。今すぐ完治！　とはいかなくても、続けていれば少しずつ気圧の変化に負けない体へと導いてくれるはずです。首や肩のこりなら1週間程度でよくなり、続ければ雨の日の頭痛もだいぶらくになると思います。そして、1ヵ月続けると……雨ダルさん卒業の日が見えてくるはず。でも、もしもその時点で卒業が見えなくても信じて続けてくださいね。健康は誰かが与えてくれるものではありません。雨ダルさんみずからの手で勝ち取ってほしい。この本は、そのための「強力な武器」なのです。

最後に、この本は雨ダルさんたちだけのものではありません。何度もいいますが、私は気圧で体調が悪化することを雨ダルさん本人はもちろん、雨ダルさん以外のまわりの人にも知ってほしいのです。つらい症状で悩む雨ダルさんに「今日は無理しないでね」と、やさしい言葉をかけることが普通になる日がきたら、こんなに素敵なことはありません。

近い将来、誰にとっても暮らしやすく、思いやりがあふれた世の中になりますように。

佐藤　純

著者
愛知医科大学客員教授
中部大学生命健康科学研究科教授
名古屋大学医学部非常勤講師
佐藤 純（さとう じゅん）

1958年福岡県生まれ。疼痛生理学・環境生理学を学んだのち、名古屋大学教授を経て、愛知医科大学病院で日本初の「気象病外来・天気痛外来」を開設。

その後、東京竹橋クリニックでも気象病・天気痛外来医として診療し、2020年には株式会社ウェザーニューズと共同開発した「天気痛予報」をリリースし、注目を集めている。

天気痛研究・治療のトップランナーとして知られ、全国から患者さんが殺到している。


「雨の日、なんだか体調悪い」がスーッと消える
「雨ダルさん」の本

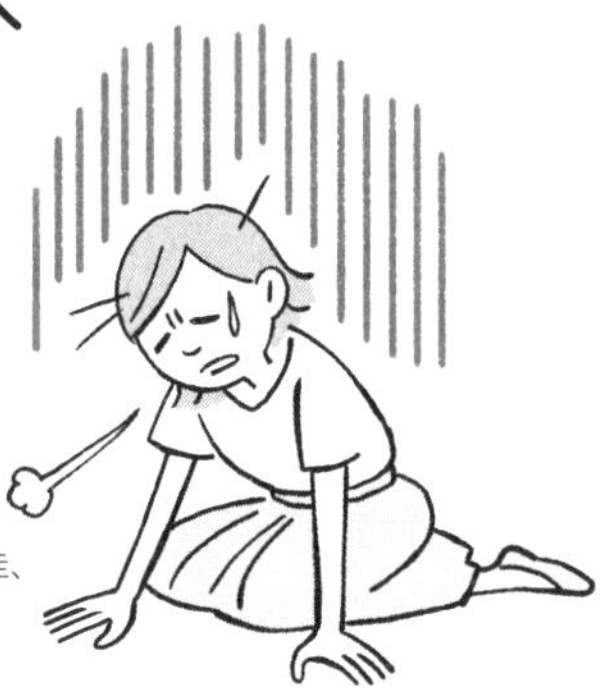

2021年5月18日　第1刷発行
2023年7月12日　第3刷発行

BOOK STAFF

編集人	田代恵介
編集	わかさ出版
編集協力	海平里実、伊藤久美子（オフィスアビ） 菅原夏子、鈴木久美子
装丁	下村成子
本文デザイン・DTP	大下哲郎、益子航平、中多由香、日笠榛佳、 宮島 薫（I'll Products）
イラスト	小田島カヨ
発行人	山本周嗣
発行所	株式会社文響社 〒105-0001 東京都港区虎ノ門2丁目2-5 共同通信会館9階
ホームページ	https://bunkyosha.com
お問い合わせ	info@bunkyosha.com
印刷·製本	中央精版印刷株式会社

ISBN 978-4-86651-375-1

本書は専門家の監修のもと安全性に配慮して編集していますが、本書の内容を実践して万が一体調が悪化する場合は、すぐに中止して医師にご相談ください。また、疾患の状態には個人差があり、本書の内容がすべての人に当てはまるわけではないことをご承知おきのうえご覧ください。